ÉTUDE SUR LE ROLE DU BACILLE D'EBERTH

DANS LES

COMPLICATIONS DE LA FIÈVRE TYPHOIDE

PAR

Le Docteur Paul DÉHU

PARIS

G. STEINHEIL, ÉDITEUR

2, RUE CASIMIR-DELAVIGNE, 2

1893

ÉTUDE SUR LE ROLE DU BACILLE D'EBERTH

DANS LES

COMPLICATIONS DE LA FIÈVRE TYPHOIDE

IMPRIMERIE LEMALE ET Cie, HAVRE

ÉTUDE SUR LE ROLE DU BACILLE D'EBERTH

DANS LES

COMPLICATIONS DE LA FIÈVRE TYPHOIDE

PAR

Le Docteur Paul DÉHU

————— ✦|◦|✦ —————

PARIS

G. STEINHEIL, ÉDITEUR

2, RUE CASIMIR-DELAVIGNE, 2

—

1893

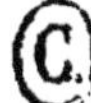

TABLE DES MATIÈRES

ÉTUDE SUR LE ROLE DU BACILLE D'EBERTH

DANS LES

COMPLICATIONS DE LA FIÈVRE TYPHOÏDE

INTRODUCTION

SOMMAIRE : Action pathogène du bacille typhique sur les animaux. — Le pouvoir pyogène du bacille d'Eberth. — Bacille d'Eberth et bacterium coli.

La connaissance de l'agent pathogène de la fièvre typhoïde est de date relativement récente. Bien que, dès l'année 1881, Eberth en eût donné la description et affirmé la spécificité, son rôle resta longtemps encore contesté par les uns, ignoré du plus grand nombre.

En 1883, dans son Traité de pathologie, le professeur Jaccoud commençait en ces termes le chapitre relatif à la fièvre typhoïde :

« Le poison générateur de la fièvre typhoïde est inconnu; il est possible qu'il soit constitué par des éléments parasitaires, bactéries, micrococcus, microbes, mais le fait n'est pas démontré. »

L'année suivante, Homolle pouvait encore écrire, dans son article du *Dictionnaire de médecine et de chirurgie pratiques*: « C'est une hypothèse plausible, mais ce n'est encore qu'une hypothèse, d'en faire une maladie virulente et parasitaire. » — Et il ne faisait même pas mention des travaux d'Eberth.

Ce n'est qu'après les publications de Gaffky, en 1885, que le bacille typhique obtint droit de cité dans la science. Depuis cette époque, nombre d'auteurs en ont fait l'objet de leurs recherches, en France comme à l'étranger. Citons particulièrement MM. Chantemesse et Widal (1) qui, dans une série de remarquables travaux poursuivis encore à l'heure actuelle, ont fait une étude approfondie de ses propriétés morphologiques et biologiques, et par la précision de leurs expériences, ont grandement contribué à vulgariser en France son rôle dans l'étiologie de la dothiénentérie. Aujourd'hui, c'est à peine si quelques savants isolés croient devoir faire encore quelques timides réserves : la doctrine de l'étiologie de la fièvre typhoïde par le bacille d'Eberth-Gaffky est devenue partout classique et son application à l'hygiène publique a déjà produit les plus heureux résultats.

Mais si l'action spécifique du bacille typhique dans la production de la dothiénentérie est maintenant une vérité banale, il n'en reste pas moins dans son histoire quelques points obscurs, qui ont donné lieu à bien des controverses.

Rappelons en particulier les conclusions opposées auxquelles

(1) Nous profitons de cette occasion pour adresser l'expression de notre gratitude à MM. Chantemesse et Widal, qui nous ont ouvert à plusieurs reprises les portes de leur laboratoire, et nous ont toujours témoigné une grande bienveillance. A M. Widal, notre ami, — notre maître aussi — nous devons l'idée première de ce travail, et de précieux conseils.

ont abouti les savants qui ont étudié les effets pathogènes résultant de son inoculation aux animaux.

2° Rappelons encore la théorie, récemment formulée, qui tendait à nier l'existence du bacille typhique en tant qu'espèce distincte et prétendait en faire une simple variété, un état virulent du bacille décrit par Escherich, et qu'on trouve normalement dans le contenu intestinal. Cette hypothèse séduisante, qui avait été d'abord accueillie favorablement par quelques bons esprits, n'a pu résister au contrôle de l'expérimentation rigoureuse.

3° Enfin, il est un autre point, encore mal connu, de la biologie du bacille typhique, nous voulons parler de son aptitude à produire des lésions inflammatoires, avec ou sans suppuration.

On sait que chez l'homme, il est assez fréquent d'observer au cours ou à la suite de la dothiénentérie certains processus localisés pouvant aboutir aux diverses variétés de phlogose avec exsudat séreux, purulent, hémorrhagique, ou bien donner lieu à des formations néoplasiques. Or, dans un certain nombre de cas, au lieu des microbes habituels de l'inflammation, l'examen bactériologique a décelé la présence du bacille d'Eberth, à l'exclusion de toute autre bactérie, dans de semblables produits morbides. Comme en pratique, la suppuration est toujours fonction d'un microbe, et qu'on retrouve généralement dans le pus le micro-organisme même qui en a provoqué l'apparition, on a été tout naturellement amené à penser que le bacille typhique est capable aussi, dans quelques circonstances, de provoquer l'inflammation. Mais tous les bactériologistes n'acceptèrent pas cette manière de voir, et quelques-uns, comme Baumgarten et E. Fraenkel, la combattirent même énergiquement. Nous aurons à examiner leurs arguments et, d'une façon générale, toutes les objections qu'on peut faire à cette théorie du pouvoir pyogène du bacille d'Eberth.

Nous ne nous attarderons pas à discuter le principe de la spécificité qu'on a quelquefois invoqué contre l'opinion que nous défendons. Les idées qui ont régné à ce point de vue dans les premiers temps de la bactériologie se sont bien modifiées aujourd'hui. La découverte des fausses diphtéries, des pseudo-tuberculoses zoogléique, aspergillaire et autres, la démonstration de l'étiologie multiple des pleurésies, des péritonites, des méningites, de l'érysipèle même, si l'on s'en rapporte aux travaux de Jordan (1), et de tant d'autres affections que la clinique avait toujours considérées comme des maladies univoques. toutes ces constatations ont singulièrement restreint le domaine de la spécificité nosologique.

D'autre part, à mesure qu'on étudiait de plus près les microbes, on s'apercevait que toutes leurs fonctions sont sujettes à des variations aussi rapides que profondes, et en particulier que tous les changements dans le milieu de culture, dans le mode d'inoculation, dans les doses du virus et tant d'autres conditions inhérentes, soit au microbe lui-même soit à l'animal en expérience, sont capables de produire des modifications radicales dans les effets pathogènes d'une même espèce bactérienne.

On s'est ainsi habitué à voir également une même maladie naitre sous l'influence de microbes variés. ou bien un même microbe déterminer les lésions les plus diverses. Il n'y a donc pas lieu de s'étonner que la suppuration par exemple puisse résulter de l'action de bactéries différentes de celles que primitivement on avait considérées comme les agents spécifiques de l'inflammation.

(1) Jordan. *Langenbeck's Archir f. klin. Chir.* Bd XLII, 1892.

En ce qui concerne la fièvre typhoïde, sa spécificité est restée intacte jusqu'ici. Nous ne connaissons aucun micro-organisme capable de la déterminer, en dehors du bacille d'Eberth. Le bacille du côlon, qu'on a voulu identifier avec lui, peut bien, sous certaines conditions, engendrer une maladie générale, mais celle-ci n'a rien dans ses symptômes, ni dans sa marche, qui ressemble à la dothiénentérie.

Mais de ce que le bacille typhique peut seul déterminer la fièvre typhoïde, il ne s'ensuit pas qu'il soit incapable de produire aucun autre effet pathogène. Bien au contraire, rien de plus variable que les troubles qu'il provoque chez les animaux d'expérience. Telle est même la diversité des résultats obtenus par les nombreux savants qui ont étudié la question, que l'accord n'a pu s'établir entre eux, et qu'on se trouvait il y a peu de temps encore, à ce sujet, en présence de contradictions inexplicables. Sans vouloir ici refaire l'historique ni l'examen détaillé de la question, nous voudrions exposer brièvement les résultats des travaux récents.

Parmi les auteurs qui avaient fait des inoculations de bacilles typhiques aux animaux, les uns n'avaient obtenu aucun effet pathogène ; d'autres ayant vu les souris mourir rapidement, mais seulement avec de fortes doses, admettaient non une infection, mais une intoxication par les poisons contenus dans la culture ; d'autres encore avaient observé des effets mortels à la suite de doses moyennes, et constaté la pullulation des microbes dans les tissus et le sang : ils concluaient donc à une infection vraie.

Même variété dans la forme des lésions locales : les bacilles trouvés dans des foyers inflammatoires chez l'homme, et inoculés aux animaux produisaient des lésions diverses, souvent analogues à celles d'où provenait la semence (Orloff, Charrin et Roger, Viti, Roux et Vinay, etc.). On sait, en effet, que les microbes ont la faculté de se spécialiser en quelque sorte dans leurs fonctions. Non seulement leur persistance dans l'organisme leur fait acquérir la propriété d'y vivre plus facilement et accroît leur virulence, mais l'habitude qu'ils ont prise de déterminer un effet pathogène particulier semble perfectionner leur aptitude à reproduire de préférence un effet identique quand on les transporte sur un autre animal. C'est ainsi que Roux et Vinay, avec des bacilles d'un foyer purulent, provoquaient un abcès chez le chien ; Viti, avec des cultures typhiques prises dans les végétations de l'endocarde, donnait de l'endocardite à des cobayes; Kelsch, Charrin et Roger avec des bacilles trouvés dans des pleurésies hémorrhagiques, déterminaient chez le cobaye dans la plèvre des épanchements sanguinolents et, dans le tissu cellulaire, non des abcès, mais des collections hémorrhagiques.

Chantemesse et Widal [1], d'une part, et Sanarelli [2], dans des expériences publiées simultanément dans les *Annales de l'Institut Pasteur* ont expliqué la divergence des résultats obtenus avant eux, Ils ont montré que la virulence du bacille typhique est essentiellement fugace et variable ; que par des passages répétés sur milieux artificiels, il perd toute propriété pathogène et devient un véritable saprophyte. Ils ont prouvé qu'on peut lui restituer sa virulence et l'exalter rapidement en le faisant vivre quelque temps dans l'organisme animal. Pour permettre au bacille atténué de vaincre la résistance de cet organisme, ils ont employé les moyens suivants :

1° Inoculation primitive à forte dose sur un animal susceptible

(1) Étude expérimentale sur l'exaltation, l'immunisation et la thérapeutique de l'infection typhique. *Ann. de l'Institut Pasteur*, 1892, n° 11.

(2) Études sur la fièvre typhoïde expérimentale. *Ann. de l'Inst. Pasteur*, 1892, n° 11.

(souris) de façon à le tuer, puis passages successifs de la semence qui en provient sur d'autres animaux (souris, cobayes). La nocuité du virus augmente à chaque inoculation.

2° Inoculation simultanée du bacille typhique et d'une culture stérilisée d'un autre microbe (*bacterium coli. streptocoque*), puis passages répétés.

Au bout de 20 à 30 passages sur les cobayes, le virus est devenu fixe et ses effets sont dès lors constants.

Arrivé à cet état, le bacille typhique produit chez les cobayes une infection caractérisée par l'énorme multiplication des bacilles dans les tissus et dans le sang, et par des lésions prédominantes sur le tube digestif, qui amènent la mort de l'animal entre 12 et 48 heures.

Mais outre les troubles généraux on peut observer des désordres locaux au voisinage du point d'inoculation. Ainsi, quand on fait les injections dans le péritoine, il se produit un exsudat séro-purulent ou hémorrhagique, d'autant moins abondant que le virus est plus actif (Sanarelli). Ce fait est bien conforme à la théorie générale, d'après laquelle la lésion locale est toujours en proportion inverse de la gravité de l'infection générale (Bouchard).

De même, si l'on injecte dans le tissu cellulaire d'un cobaye neuf le bacille peu virulent, ou bien à un animal partiellement vacciné le virus exalté, on n'obtient plus une maladie générale, mais il se développe au point d'inoculation un abcès qui finit souvent par amener la mort par cachexie (Chantemesse et Widal). Les bacilles qui ont ainsi vécu quelque temps dans l'organisme ne s'atténuent pas; au contraire leur virulence reste très grande, et si l'on affaiblit la résistance de l'animal par un procédé quelconque, par exemple en lui injectant des cultures stérilisées d'un saprophyte, ils se développent et produisent une infection mortelle (Sanarelli). Ces résultats jettent une vive lumière sur plusieurs points restés obscurs dans l'histoire de l'infection typhique. Nous verrons qu'ils concordent parfaitement avec ce qu'on observe chez l'homme.

La constatation de ces suppurations d'origine typhique pure n'a rien qui doive nous étonner. L'inflammation et son aboutissant, la suppuration, n'ont en effet rien de spécifique ; ce sont de simples phénomènes de réaction phagocytaire qui peuvent se produire sous des influences diverses. Ils indiquent seulement la lutte des cellules contre des assaillants trop faibles pour envahir du premier coup l'économie entière, mais assez forts pour résister à ces cellules et en faire périr un grand nombre. C'est un phénomène banal qui peut se produire même par l'action d'irritants chimiques, mais qui se manifeste surtout sous l'influence de nombreuses espèces bactériennes. Pourquoi donc refuser au bacille typhique une propriété commune à beaucoup de schyzomycètes pathogènes ? Buchner (1), Gabritchewsky (2), Vincent (3), ont montré que par ses sécrétions, ou par sa substance constitutive même, il attire énergiquement les globules blancs. Or cette chimiotaxie positive est une des conditions de la suppuration.

Mais, dira-t-on, si le bacille d'Eberth est pyogène, comment expliquer la rareté des suppurations typhiques ? D'abord la porte d'entrée a sans doute une influence. Si, comme il paraît probable, l'infection se fait toujours par le tube digestif, ce n'est pas là un

(1) *Centralbl. für Bacteriologie*, 1891, p. 416.
(2) *Ann. de l'Inst. Past.*, juin 1890.
(3) *Trib. méd.*, 1893, n° 5.

terrain favorable à la suppuration. Chez l'homme, du reste, s'il est réceptif, on observe une affection générale sans lésion locale ; s'il est réfractaire, on ne constate aucun effet morbide notable. C'est donc à un certain degré de virulence relative du microbe par rapport à l'organisme, que la suppuration se manifeste. Or. ces conditions ne se réalisent que rarement spontanément, mais l'expérimentation sait les créer quand il lui plait, et maintenant que l'on connait les moyens de graduer à volonté la virulence du bacille d'Eberth, on peut indifféremment le rendre inoffensif, ou si actif, qu'il tue par infection généralisée, ou enfin l'obtenir à un degré intermédiaire tel qu'il produise seulement une lésion locale, un abcès si c'est dans le tissu conjonctif qu'il est introduit.

Bien des auteurs, en particulier Orloff, Colzi, Muscatillo, Gasser, etc. (1), avaient produit des suppurations chez l'animal par inoculation de cultures pures du bacille d'Eberth. Les travaux récents de Chantemesse et Widal et de Sanarelli ont confirmé leurs résultats et précisé le déterminisme du phénomène. En somme, la réalité du pouvoir pyogène du bacille typhique est, de par ces expériences, mise hors de toute contestation.

Nous n'avons donc pas à discuter longuement une objection formulée par Fraenkel et Baumgarten, qui ont prétendu que quand on trouve le bacille d'Eberth seul dans une collection purulente, c'est qu'il a envahi secondairement un foyer provoqué par d'autres microbes pyogènes, lesquels ont ensuite disparu par suite de la concurrence vitale, laissant le champ libre aux bacilles plus résistants. Cette explication ne peut être vraie que pour des espè-

(1) Voir Th. de MICHON, Lyon, 1890, — Th. de PEIN, Paris 1891. — GASSER. *Études bactériologiques sur l'étiologie de la fièvre typhoïde*

ces délicates, n'ayant dans l'organisme qu'une vitalité très courte; tel est le cas pour le pneumocoque par exemple, dont l'existence parasitaire est limitée à quelques jours. Mais nous ne connaissons guère d'autres bactéries dans les mêmes conditions. Pour ce qui est des espèces pyogènes en particulier, les expériences directes ont démontré que le streptocoque est au moins aussi résistant, le staphylocoque beaucoup plus résistant que le bacille typhique, et que, soit dans les cultures mixtes, soit dans le pus des abcès consécutifs à l'inoculation de ces cultures, les coques conservaient leur vitalité un mois et davantage à côté des bacilles typhiques dont le nombre va diminuant (Muscatille (1), Vincent (2).

D'ailleurs, dans bien des cas, l'examen du pus a été pratiqué à une époque trop rapprochée du début de l'inflammation pour que, même avec des espèces délicates, l'hypothèse de Baumgarten soit admissible.

Nous conclurons donc que si, dans un exsudat purulent, on trouve le bacille d'Eberth en culture pure, l'absence d'autres bactéries et en particulier du pneumocoque étant démontrée par les moyens appropriés, on est en droit d'affirmer que c'est lui qui a déterminé l'inflammation.

Mais une autre difficulté se présente, ignorée des premiers chercheurs, celle du diagnostic du bacille typhique lui-même. On savait depuis longtemps que le bacterium coli commune se rapproche, par ses caractères morphologiques, du bacille d'Eberth, mais on pensait que l'examen des cultures, notamment sur pommes de terre, suffisait à éviter toute confusion. On opposait le dé-

(1) Sul potere piogeno del bacillo di Eberth. *Riforma medica*. Ann. 1890, n°ˢ 219 et 220.

(2) VINCENT. *Ann. de l'Institut Pasteur*, février 1893.

veloppement en couche épaisse, jaunâtre ou brunâtre, du coli-
bacille sur pommes de terre, à celui du bacille typhique sur le
même milieu, où il pullule, sans modifier l'aspect ni la couleur de
la surface ensemencée, qu'il rend seulement un peu plus humide
et comme glacée.

Or, il est aujourd'hui établi que les deux espèces présentent une
grande ressemblance, non seulement dans leur apparence extérieure, mais aussi dans leurs propriétés biologiques et chimiques,
et que les caractères différentiels qu'on avait décrits dans l'aspect
de leurs cultures ne sont nullement constants et ne peuvent fournir
un critérium pour les distinguer. Frappés de ces analogies, et se
basant sur quelques expériences dans lesquelles ils ont cru constater la transformation plus ou moins complète des deux micro-
organismes l'un dans l'autre, Roux (de Lyon) et Rodet ont émis
l'hypothèse que les deux microbes appartiennent en réalité à la
même espèce, et que le bacille typhique ne diffère du bacterium
coli que par le degré ou la qualité de sa virulence.

MM. Chantemesse et Widal se sont élevés contre cette
interprétation et, en novembre 1891, ils ont fait connaître un procédé facile et sûr pour différencier les deux bacilles. Ils ont
montré que le bacille d'Escherich fait fermenter la lactose, propriété que ne possède pas le bacille typhique. Si donc on fait des
cultures dans du bouillon additionné de 2 0/0 de lactose (et de 2 à
10 0/0 de carbonate de chaux pour neutraliser l'acide lactique
formé), le bacterium coli commune, ou plus brièvement coli-bacille
(Chantemesse et Widal) produit en quelques heures une fermentation, rendue manifeste par le dégagement de fines bulles de gaz,
qui s'assemblent à la surface du liquide. Avec le bacille d'Eberth,
on ne constate rien de semblable.

<table>
<tr><td>D.</td><td></td><td>2</td></tr>
</table>

Il existe encore d'autres caractères distinctifs des deux microbes ; nous allons résumer les principaux :

1° Le coli-bacille fait fermenter la lactose, le bacille d'Eberth ne la fait pas fermenter ;

2° Le coli-bacille coagule le lait, le bacille d'Eberth ne le coagule pas.

3° Si l'on gratte une culture de bacille typhique sur gélose ou gélatine, et que l'on y réensemence le même bacille, il ne se développe pas (Chantemesse et Widal) ; au contraire, si l'on y sème le coli-bacille, on observe un développement (Wurtz).

Nous sommes donc actuellement en possession de moyens qui nous permettent d'établir le diagnostic du bacille d'Eberth et de celui d'Escherich. Il n'en est pas moins vrai qu'il s'agit de deux espèces fort voisines et dont l'examen exige toujours des précautions minutieuses. Il existe, en effet, toute une série de variétés de bacilles « Eberthiformes » qui se rattachent au bacterium coli et constituent comme autant de formes de transition entre lui et le bacille d'Eberth. Il existe telles de ces variétés dont les propriétés fermentatives sont très atténuées, témoin celle qu'a trouvée M. Vincent (1) dans un cas d'ictère grave, qui faisait à peine fermenter le sucre de lait et ne donnait pas la réaction de l'indol ; témoin encore une espèce trouvée par Achard et Renault (2) dans l'urine, espèce sans action sur la lactose, et ne différant du bacille d'Eberth que parce qu'elle se développait sur une culture grattée de bacille typhique. Mais ce sont là des faits exceptionnels et si l'on recherche avec soin les réactions spéciales des deux

(1) *Semaine médicale*, 1893, p. 223.
(2) *Société de biologie*, décembre 1892.

microbes, si l'on évite de se prononcer d'après la présence ou l'absence d'un caractère unique, mais que l'on tienne compte de l'ensemble des caractères différentiels, on arrivera toujours à les distinguer avec une complète certitude.

Nous terminons ici les préliminaires sur l'action pathogène et sur le diagnostic du bacille d'Eberth ; nous allons maintenant passer en revue les complications qu'on observe dans les différents organes au cours de la fièvre typhoïde et étudier en particulier les cas dans lesquels le bacille typhique a paru jouer un rôle exclusif dans la genèse des accidents. Nous verrons s'il est possible de tirer du rapprochement des observations quelques conclusions touchant les conditions pathogéniques et les caractères spéciaux de ces inflammations Eberthiennes. Enfin, nous essaierons de délimiter l'importance et le domaine respectifs du bacille typhique et des infections secondaires, dans l'étiologie des complications de la dothiénentérie.

CHAPITRE PREMIER

Pharynx. Larynx. Parotide. Oreille moyenne.

SOMMAIRE : Laryngo-typhus. — La bouche, foyer d'infection.

Nous réunissons dans un même chapitre divers organes qui, par leur situation et leur communication avec une source d'infection permanente, se prêtent aux mêmes considérations générales.

On peut observer, dans les voies digestives et respiratoires supérieures, sous l'influence de la fièvre typhoïde, tous les degrés de l'inflammation, depuis le simple érythème, jusqu'aux ulcérations et à la nécrose.

Parmi ces manifestations, les angines quoique assez fréquentes n'ont pas donné lieu à de bien nombreuses recherches bactériologiques. Citons cependant deux cas observés dans le service du professeur Dieulafoy, et publiés par Rénon (1). Dans les fausses membranes ou dans l'enduit pultacé des amygdales, on a trouvé une fois le streptocoque, une autre fois le staphylocoque blanc. Ces angines sont le plus souvent bénignes ; cependant, quand elles sont dues au streptocoque, et qu'elles apparaissent à une période tardive de la maladie, elles comportent un pronostic plus sérieux. Elles peuvent, en effet, ouvrir la porte à une infection streptococ-

(1) *Gazette des hôpitaux*, 1892, p. 830.

cique généralisée, dont l'association avec l'infection typhique revêt toujours, d'après M. Vincent. un caractère spécial de gravité Cet auteur rapporte (1) deux cas de fièvre typhoïde, l'une assez grave, l'autre légère, dans lesquelles l'apparition au vingtième jour d'une angine à streptocoques a été suivie de mort, en cinq jours dans un cas, en deux jours dans l'autre. Le streptocoque a été retrouvé avec le bacille typhique dans la plupart des viscères.

Plus importantes sont les lésions qui se produisent dans le larynx. C'est à la période d'état, ou au déclin de la maladie qu'elles se manifestent ordinairement. Dans les formes graves, auxquelles a été appliqué le nom de laryngo-typhus, elles consistent en ulcérations de la muqueuse, ou bien en nécrose primitive des cartilages. Étant donné l'analogie des follicules lymphatiques du larynx avec ceux de l'intestin, les anciens cliniciens avaient assimilé les lésions qu'on observe sur le larynx, dans la fièvre typhoïde, avec celles qui se produisent sur l'iléon, et ils tendaient à les rattacher à une cause unique, le virus typhique. Klebs (2) avait cru donner une confirmation bactériologique à cette opinion par la constatation des bacilles typhiques dans les ulcérations. Mais, comme le fait remarquer Baumgarten (3), le fait que les bacilles trouvés par Klebs se coloraient par la méthode de Gram, parle directement contre leur identité. D'autres auteurs ont fait des recherches analogues ; Gaffky, Cornil ont trouvé des microcoques;

<hr>

(1) VINCENT. Sur les résultats de l'association du streptocoque et du bacille typhique chez l'homme et chez les animaux. *Ann. de l'Institut Pasteur*, 1893, n° 2.

(2) *Allgemeine Pathologie*. Iéna, 1887.

(3) *Lehrbuch der pathologischen Mycologie.*

Fraenkel et Simmonds (1) dans plusieurs cas ont toujours vu le staphylocoque ou le streptocoque, jamais le bacille typhique. E. Fraenkel, dans d'autres publications, annonce les mêmes résultats toujours concordants et conclut en ces termes : « Les différents processus de la gorge et du larynx apparaissant au cours de la fièvre typhoïde et qui tendent à la nécrose et à l'ulcération, doivent être considérés comme nés indépendamment du virus qui produit l'infection générale typhique. Nous avons plutôt affaire à des complications développées sous l'influence d'autres micro-organismes sur un terrain seulement préparé par l'état général typhique » (2). Enfin Grüder (3), dans un travail d'ensemble sur la question, conclut que les recherches faites jusqu'ici n'ont pas décelé d'une façon certaine la présence du bacille d'Eberth dans les ulcérations laryngées. Comme en pareil cas on rencontre souvent les microcoques seuls, et que si l'on voit le bacille d'Eberth, il est toujours accompagné de coques nombreux, c'est plutôt à ces derniers, semble-t-il, qu'on doit attribuer l'origine des lésions.

Il importe de remarquer que la recherche des bacilles dans les lésions ulcératives du pharynx et du larynx offre une difficulté spéciale. En effet, si elles sont dues au virus typhique lui-même, comme l'infection se fait par la voie sanguine, on conçoit très bien que les bacilles puissent pulluler dans la profondeur de la muqueuse ou au-dessous d'elle et l'irriter, sans pourtant se mêler aux produits de sécrétion qui seuls en général servent à l'examen microsco-

(1) *Die Ætiologische Bedeutung des Typhusbacillus.* Hamburg. 1886.

(2) E. FRAENKEL. *Deutsche medizinische Wochenschrift*, 1887, n° 61. Zur Lehre von der Complicationen im Abdominaltyphus. Hamburg, 1889.

(3) GRUDER. Ueber Larynxgeschwüre beim Abdominaltyphus. *Centralblatt für Bact.*, VII, p. 255.

pique et aux cultures. D'autre part, aussitôt que la muqueuse est enflammée, à plus forte raison quand elle est ulcérée, elle devient le siège d'un développement abondant de microbes, venus de la bouche. Cette cavité est le grand foyer d'infection de l'économie. Les bactéries qui l'habitent constamment et qui, à l'état normal, sont tenues en respect par une phagocytose très active, se répandent à la faveur des moindres troubles de la santé dans le pharynx, le larynx, puis les bronches ou le poumon ; par le canal de Sténon, elles gagnent la parotide ; par la trompe d'Eustache elles envahissent l'oreille moyenne ; par les amygdales enfin, elles pénètrent dans le système lymphatique et de là dans le sang. Tous les organes qui communiquent avec la bouche sont donc très exposés, dans les maladies qui favorisent les infections secondaires, aux complications inflammatoires, du fait des microbes de la bouche, c'est-à-dire surtout le streptocoque, le staphylocoque et le pneumocoque.

Nous avons déjà signalé des angines causées par ces agents. Les mêmes micro-organismes se retrouvent dans les parotidites. Le plus souvent ils existent seuls dans le pus (Dunin (1), Fraenkel et Simmonds (2), E. Fraenkel (3), tantôt ils sont associés au bacille typhique, comme dans un cas d'Anton et Futterer (4).

Dans les otites, l'agent pathogène habituel est le diplocoque de Fraenkel, ou le streptocoque (Netter, Silvestrini Flora et Bonardi (5). Destrée (6), y aurait cependant une fois vu le bacille

(1) Dunin. *Centralblatt für Bacteriologie*, 1887, I.
(2) Fraenkel et Simmonds. *Centr. f. Bact.*, 1887, I.
(3) Fraenkel. Hamburg, 1889. *Loc. cit.*
(4) *Münchener mediz. Wochenschrift*, 1883.
(5) *Riv. gener. Ital. di clin. med.*, 1891.
(6) *Journal de médecine*. Bruxelles, 1891, p. 419.

d'Eberth seul, mais il s'est contenté d'un simple examen au microscope et n'a pas fait de cultures. Son observation n'est donc pas très probante.

En somme, on peut dire que, sauf de rares exceptions, les sécrétions morbides des organes communiquant avec la cavité buccale, contiennent toujours, et souvent uniquement, des pyocoques. Sans doute il n'y a pas là une raison suffisante pour conclure au rôle exclusif de ces micro-organismes dans les complications que nous étudions, mais il est vraisemblable de leur en attribuer au moins le plus grand nombre, et pour ce qui est du bacille d'Eberth, si tant est que son action phlogogène s'exerce dans ces régions, on peut affirmer que son rôle est tout à fait secondaire et beaucoup moins important que celui des agents pyogènes vulgaires.

CHAPITRE II

Organes abdominaux.

SOMMAIRE : Étiologie des péritonites. — Lésions des ganglions mésentériques. — Lésions de la rate, du rein, du foie et des voies biliaires.

On sait que dans la fièvre typhoïde, les bacilles se cantonnent primitivement dans l'intestin et les ganglions mésentériques, puis dans la rate, le foie et les reins. Les désordres provoqués par leur développement dans la muqueuse de l'iléon et du cæcum, aboutissent à l'inflammation avec diapédèse abondante, puis à la nécrose des plaques de Peyer ; ce sont les lésions pathognomoniques de la dothiénentérie. Dans les ganglions, tout se borne en général à une accumulation énorme de leucocytes qui se traduit par la tuméfaction de ces organes.

Quand le processus est très intense, il peut aboutir dans l'intestin à l'hémorrhagie ou à la perforation, dans les ganglions à la rupture. Ces accidents, dus à l'exagération des lésions habituelles, reconnaissent une origine purement mécanique et n'impliquent pas du tout une forme ou une localisation anormales de l'infection. Mais s'ils ne constituent pas par eux-mêmes des complications infectieuses, ils ont pour résultat fatal de provoquer l'apparition de celles-ci. La perforation, en laissant pénétrer dans la cavité péritonéale le contenu intestinal, avec tous les micro-organismes qui y pullulent, la rupture du ganglion en y déversant les bacilles dont il est rempli, donnent immédiatement naissance à une inflammation microbienne de la séreuse.

Mais à quelle espèce bactérienne faut-il rapporter la cause des péritonites qui se développent en pareil cas?

E. Fraenkel(1) a examiné six cas de péritonite purulente, pas une fois il n'a trouvé le bacille d'Eberth dans l'exsudat, mais toujours des organismes pyogènes.

Plus récemment Barbacci (2) a étudié six cas de péritonite diffuse par perforation au cours de la fièvre typhoïde. Dans tous les cas, il a retrouvé par la méthode de culture sur plaques le bacterium coli, trois fois seul, trois fois associé au diplocoque de Fraenkel; mais le diplocoque s'étant montré d'une faible vitalité dans les cultures, tandis que le coli-bacille était très virulent pour les animaux, l'auteur attribue à ce dernier le rôle prépondérant, sinon exclusif, dans la pathogénie des accidents. On sait du reste que plusieurs auteurs, notamment Laruelle et A. Fraenkel ont appelé l'attention sur l'importance de ce microbe dans l'étiologie des péritonites, et Malvoz (3) qui l'a aussi trouvé dans plusieurs cas, dont un consécutif à la fièvre typhoïde, le considère comme l'agent habituel des péritonites d'origine intestinale.

Il ne faudrait pas cependant généraliser outre mesure. En dehors des cas de péritonite par perforation dus le plus souvent au coli-bacille, il existe des faits dans lesquels le bacille typhique a sûrement

<hr>

(1) Zur Lehre von der Ætiologie der Complicationen im Abdominaltyphus. *Jahrbücher der Hamburger Stadtskrankenanstalten.* Jahrgang, I, 1889.

(2) Il bact. coli. comm. e le peritoniti da perforazione. *Lo Sperimentale*, 1891, n° 15. Cf. *Centralblattf. Bact.* 1892.

(3) *Arch. de méd. expér.* Tome III, 1891.

été l'agent de l'inflammation de la séreuse abdominale. La première observation de suppuration causée par le bacille d'Eberth a trait précisément à une péritonite. Elle a été communiquée en 1887 par A. Fraenkel au cinquième congrès de médecine allemande.

Plusieurs points sont à noter dans le fait de Fraenkel (obs. 1) D'abord le début au 6° jour d'une rechute : nous verrons, dans la suite de ce travail, combien fréquente est la coïncidence des rechutes avec les inflammations Eberthiennes. Il convient de remarquer aussi le peu d'acuité des symptômes après la poussée initiale, la marche chronique et la longue durée de l'affection ; puis sa forme anatomo-pathologique, à savoir la localisation et l'enkystement de la suppuration ; enfin son origine due non à une perforation mais probablement à la rupture d'un ganglion.

Lehmann a publié depuis un autre cas (obs. 2) offrant certaines analogies avec le précédent : marche subaiguë, encapsulement de la collection purulente ; mais ce second fait offre une particularité plus rare dans l'histoire des complications que nous étudions, nous voulons parler de sa précocité. En effet, la fièvre typhoïde remontait à 17 jours seulement, quand on a trouvé du pus déjà collecté. Les premiers symptômes n'avaient pas été non plus tout à fait classiques, le début brusque de la maladie avait été marqué par un frisson, la diarrhée s'était à peine montrée pour disparaître aussitôt, et dès le second septénaire, on constatait les signes d'une inflammation péritonéale qui s'était développée insidieusement pour aboutir en huit jours à la suppuration. Il semblerait qu'ici le péritoine a été touché presque d'emblée ; la fièvre typhoïde existait bien cependant, les lésions de l'intestin et l'examen bactériologique de la rate le démontrent amplement.

Nous avons donc deux exemples de fièvre typhoïde confirmée par la nécropsie, qui ont présenté toutes deux une collection purulente enkystée du péritoine, où l'examen bactériologique n'a décelé la présence d'aucun micro-organisme autre que le bacille typhique. Malheureusement l'authenticité des bacilles étudiés par Fraenkel et Lehmann n'est pas absolument indiscutable. Ces auteurs n'ont établi leur diagnostic que d'après les caractères morphologiques (mobilité, vacuoles) et d'après l'aspect des cultures sur gélose, gélatine et pomme de terre; Lehmann a fait en plus la recherche de l'indol dans le bouillon de culture. Mais nous savons aujourd'hui que tout cela est insuffisant pour faire avec certitude la distinction du bacille d'Eberth et du coli-bacille, et l'on peut garder l'arrière-pensée que peut-être il s'agissait, dans ces deux cas, du bacille d'Escherich.

Remarquons cependant l'évolution clinique, l'existence d'une rechute dans un cas, l'absence de perforation, la localisation et l'enkystement de la suppuration, la marche lente de l'affection et le peu d'acuité des symptômes, tous signes qui témoignent d'une inflammation subaiguë et chronique, bien plus en rapport avec les allures pathogènes du bacille typhique, qu'avec celles du coli-bacille.

Étant donné d'autre part l'existence indiscutable de la fièvre typhoïde, et l'identité du bacille trouvé dans le pus péritonéal avec celui qu'ont fourni les cultures de la rate, on est bien obligé de convenir que l'exactitude du diagnostic dans ces deux cas atteint un degré de probabilité voisin de la certitude.

En même temps que ce fait de péritonite, Lehmann a publié un exemple de suppuration d'un ganglion mésentérique (obs. 3). Cette complication est loin d'être rare dans la fièvre typhoïde, E. Fraen-kel (1) avait déjà fait l'examen bactériologique d'un ganglion

(1) Zur Lehre von der Ætiologie der Complicationen im Abdominaltyphus, *Loc. cit.*

nécrosé trouvé à l'autopsie d'un typhique : il avait constaté l'absence complète du bacille d'Eberth et la présence du staphylocoque. Lehmann, au contraire, a obtenu avec le pus d'un ganglion des cultures pures de bacille typhique.

Parmi les organes les plus atteints par la fièvre typhoïde, après l'intestin et son système lymphatique, vient la rate. Comme les ganglions mésentériques, la rate peut se rompre ou s'abcéder. E. Fraenkel a étudié le pus d'un abcès de la rate, développé chez un typhique ; il y a trouvé uniquement des coques pyogènes ; sa conclusion est que dans cet organe comme dans tous ceux qui peuvent suppurer au cours de la dothiénenthérie, ce ne sont jamais les germes typhiques, mais bien des microbes d'infection secondaire qui causent l'inflammation.

Nous avons déjà vu que cette opinion absolue est infirmée par les faits. Ici encore, nous pouvons apporter deux exemples de splénite suppurée, dont le pus contenait exclusivement le bacille d'Eberth à l'état virulent. L'un de ces faits appartient à Roux et Vinay (obs. 4), l'autre à Vincent. L'évolution clinique du cas publié par Roux et Vinay ressemble beaucoup à celle des péritonites que nous venons d'étudier : début de la lésion locale au 22ᵉ jour ; poussées fébriles et douloureuses alternant avec des périodes d'amélioration apparente ; enfin, mort un mois après l'apparition de la splénite, par le fait d'infections surajoutées.

Dans l'observation de Vincent (obs. 5), les choses se sont passées autrement. Ici, comme chez le malade de Fraenkel, c'est une rechute grave qui marque le début des accidents ; mais le malade succombe au 8ᵉ jour, et c'est à l'autopsie qu'on découvre diverses lésions locales déterminées par le bacille typhique : endocardite végétante, abcès de la rate et méningite.

Dans bien des cas où l'on observe à la fois une rechute et un foyer d'inflammation typhique, il semble que la rechute soit une conséquence de la lésion locale. Les bacilles contenus dans ces foyers y ont conservé leur vitalité et leur virulence, et sous l'influence d'une cause quelconque, capable de produire une perturbation de l'économie et d'entraver l'exercice normal des processus phagocytaires, ils envahissent à nouveau l'organisme sans défense et y produisent une infection nouvelle.

Cette explication ne semble pas admissible dans le cas de Vincent. Le malade, atteint légèrement, était apyrétique et semblait guéri, quand la fièvre reprit à la suite d'un écart de régime. L'intensité de cette poussée nouvelle s'explique sans doute par la bénignité et la courte durée de la maladie primitive et par la gravité de l'excès commis ; et l'on se demande si en pareil cas la vaccination incomplète résultant d'une maladie légère et trop récente, n'a pas aggravé la situation, en favorisant des actes phagocytaires qui n'ont abouti qu'à des réactions inflammatoires locales, plus dangereuses que l'infection même.

Quant à l'authenticité du microbe trouvé par Roux et Vinay, et par Vincent, les réserves que nous avons formulées sont encore de mise ici. Mais comme nous l'avons déjà fait remarquer, l'allure clinique de la maladie dans l'un des cas, l'existence d'une rechute dans l'autre, nous font considérer comme probable qu'il s'agissait bien du bacille d'Eberth et non du bacterium coli.

Le foie et les reins, quoique constamment envahis par le bacille de la fièvre typhoïde, ne sont pourtant que rarement le siège de complications inflammatoires. On sait que le foie typhique présente un grand nombre de petits nodules que Friedreich considérait comme des néoplasies lymphatiques et qui paraissent être en rapport avec la présence de colonies bacillaires (1). Quant aux abcès miliaires du rein, qui peuvent se rencontrer et sont notés dans quelques observations, ils paraissent être toujours liés à la pyémie, ou du moins succéder à d'autres lésions suppurées, telles que phlegmons, abcès cutanés, ou eschares, provoqués par des microbes venus de l'extérieur. Il n'existe aucun document permettant d'affirmer qu'ils peuvent être dus à l'action du bacille d'Eberth.

Quelques faits de suppuration du foie confirment cette hypothèse de l'origine pyémique des lésions viscérales. Dunin (2) a publié un cas de fièvre typhoïde où il a constaté à l'autopsie des abcès multiples du foie. Le pus contenait uniquement le staphylocoque doré ; l'auteur conclut à une affection secondaire effectuée par les ulcérations intestinales. Comme le fait remarquer Seitz, dans le *Centralblatt für Bacteriologie*, il est plus naturel d'admettre une infection par la peau, attendu que le malade, dès son entrée à l'hôpital, présentait un plegmon de l'éminence thénar.

Un autre exemple d'abcès du foie dans la dothiénentérie a été observé par Romberg (3). Il s'agit d'un typhique ayant eu des hémorrhagies intestinales pendant la seconde semaine, et qui, vers la fin de la cinquième, fut pris de frissons se répétant tous les jours ; vingt-quatre heures après le premier frisson apparut un ictère qui augmenta graduellement jusqu'à la mort. A l'autopsie, on découvrit une phlébite de la veine iléo-colique et de la veine porte, des abcès multiples dans le foie et une suppuration diffuse dans le

(1) CORNIL et BABÈS. *Les Bactéries.* Vol. II, p. 110. — CHANTEMESSE, in *Traité de médecine.*

(2) *Centralblatt für Bacteriologie*, 1887.

(3) Beobachtungen über Leberabscessen beim Typhus abdominalis. *Berlin. klin. Woch.*, 1890.

mésentère iléo-colique. Les veines thrombosées et le pus des abcès ne contenaient que le staphylocoque.

L'origine de la pyémie est ici moins nette, mais quelle qu'ait été la porte d'entrée, il ne s'agit toujours que d'une affection surajoutée. Nous ne connaissons pas d'observation d'abcès du foie causé par le bacille typhique.

Ce microbe peut toutefois provoquer des désordres dans l'appareil biliaire. Dupré (1) a montré que les bacilles d'Eberth peuvent pulluler dans la bile ; mais il s'agit souvent d'infections latentes ne se révélant par aucun symptôme (Dupré, obs. VII). Peut-être faut-il leur attribuer l'ictère catarrhal qu'on observe parfois au début de la maladie.

D'autres fois la présence des bacilles typhiques dans la bile a coïncidé avec l'existence de lésions d'angiocholite et de lithiase, dans lesquelles ils ont pu jouer un rôle. Ces conséquences paraissent pouvoir se produire à longue échéance. Dans l'observation IX de Dupré, le pus de l'angiocholite démontrait une infection typhique pure, huit mois après la guérison de la fièvre typhoïde.

Enfin dans certains cas, le bacille d'Eberth a causé la suppuration de la vésicule biliaire, comme Gilbert et Girode (2) en ont rapporté un exemple.

Schlier (3) a aussi publié un cas de cholécystite phlegmoneuse survenue vers le vingtième jour d'une fièvre typhoïde. Il existait des taches hémorrhagiques sur le ventre et sur la poitrine, mais pas d'ictère. La mort survint dans le collapsus. On constata dans le péritoine un abcès communiquant avec la vésicule perforée.

(1) *Les infections biliaires.* Paris, 1891.
(2) *Société de biologie*, 1890. Comptes rendus, p. 740.
(3) *Deut. Archiv. f. klin. Med.*, 1891, p. 441.

Le pus examiné au microscope contenait des bacilles identiques à ceux d'Eberth et quelques streptocoques; mais il n'a pas été fait de cultures, de sorte qu'il est bien difficile d'affirmer qu'il s'agissait du bacille d'Eberth et non du bacterium coli qui intervient si fréquemment dans les lésions de l'appareil biliaire.

On voit en somme que dans la plupart des viscères abdominaux on a observé des suppurations dans l'étiologie desquelles le bacille d'Eberth doit seul être mis en cause. S'il était possible, d'après un si petit nombre de faits, de caractériser d'une façon générale les allures cliniques de ces localisations, et de les différencier des complications analogues dues à d'autres microbes, nous dirions que les accidents abdominaux qui se produisent soudainement dans la fièvre typhoïde, qui se généralisent rapidement, se manifestent par des phénomènes suraigus et se terminent par la mort, ces complications reconnaissent le plus souvent pour origine une infection secondaire par le coli-bacille en particulier. Si au contraire les accidents débutent insidieusement, s'ils précèdent ou suivent de près une rechute, s'ils présentent des symptômes atténués, affectent une marche lente, irrégulière, avec des alternatives d'exaspération et de rémission, pour aboutir soit à la guérison, soit à la mort par les progrès de la cachexie bien plus que par l'intensité ou par l'extension du processus lui-même, alors vraisemblablement c'est le bacille typhique qu'il faut incriminer. Ce n'est là, bien entendu, qu'une distinction schématique qui cadre bien avec l'ensemble des faits connus, mais qui comporte des exceptions, et qui demande, en tous cas, à être confirmée par les observations ultérieures et par des examens bactériologiques plus nombreux.

D.   3

CHAPITRE III

Bronches. — Poumon.

Il est de règle, dans la fièvre typhoïde, d'observer des phénomènes bronchiques et pulmonaires plus ou moins accentués. Dans les cas bénins, il s'agit seulement d'un peu de bronchite généralisée ou de congestion limitée aux bases.

La splénisation dont l'origine est déjà plus nettement inflammatoire, paraît être la lésion pulmonaire typique de la dothiénentérie.

Enfin, les phénomènes thoraciques peuvent atteindre une intensité plus grande, et l'on se trouve dans certains cas en présence de broncho-pneumonies, et même de pneumonies véritables.

Comment doit on envisager tous ces accidents au point de vue étiologique ?

Faut-il y voir la conséquence des désordres de l'état général, des troubles de l'innervation vasomotrice et sécrétoire du poumon, imputables à l'hyperthermie, à l'action sur le bulbe des principes toxiques contenus dans le sang; ou bien doit-on incriminer la localisation des microbes dans les bronches et le poumon, et, dans ce cas, s'agit-il du virus typhique, ou de bactéries surajoutées ?

Nous allons chercher la réponse à ces questions dans les résultats des travaux bactériologiques publiés jusqu'à ce jour.

La *bronchite* du début de la fièvre typhoïde a donné lieu à peu de recherches. Nous ne trouvons guère à citer que celles de Polguère, publiées dans sa thèse sur « Les infections secondaires, leurs localisations pulmonaires au cours de la fièvre typhoïde et de la pneumonie (1). »

Chez un malade atteint d'une toux fréquente au dix-huitième jour de sa dothiénentérie, Polguère obtint par ponction aspiratrice une petite quantité de suc pulmonaire avec lequel il fit des cultures : celles-ci restèrent stériles. Dans deux autres cas de bronchite du début, même tentative et même insuccès. Enfin, dans un autre cas analogue, l'aspiration amena dans la seringue une assez grande quantité de sang. Cette fois, il se développa, dans les tubes ensemencés, des cultures pures du bacille d'Eberth. Mais l'auteur fait remarquer que sans doute il a piqué un petit vaisseau et que les germes qu'il a recueillis provenaient du sang et non du tissu pulmonaire.

Cette interprétation paraît plausible, et nous pouvons conclure que la recherche des bacilles typhiques par le procédé des ponctions aspiratrices dans les cas de bronchite, n'a donné que des résultats négatifs.

Mais il faut remarquer que l'affection dont il s'agit atteint les moyennes et les grosses bronches, qu'elle est assez mobile et qu'elle ne détermine pas habituellement de foyers, toutes conditions qui rendent difficile la recherche des bactéries, et font de la méthode des ponctions par la seringue de Pravaz un moyen bien

(1) Th. Paris, 1888.

infidèle pour examiner les sécrétions bronchiques au point de vue microbien.

D'autre part, la bronchite n'amène pas une issue fatale et, à la période où elle existe le plus fréquemment, la mort dans la dothiénentérie est exceptionnelle. On s'explique donc que l'on ait rarement l'occasion de soumettre, non plus le mucus, mais le tissu même des bronches à l'examen bactériologique.

Il n'en est plus de même quand il s'agit de lésions mieux localisées, comme la *congestion*, la *splénisation*. Outre qu'en pareil cas les malades peuvent succomber, par le fait même de la complication, on a de plus grandes chances d'obtenir des résultats positifs par la culture du suc des foyers d'inflammation, obtenu par aspiration capillaire.

Polguère a étudié quelques faits de ce genre. Dans un cas de simple congestion pulmonaire (obs. VIII), le suc ensemencé n'a donné lieu à aucune culture.

Une seule fois, le bacille d'Eberth a paru être cause de la lésion (Polguère, obs. II). Il s'agissait d'un cas de splénisation ; et c'est là une lésion qui paraît être en effet sous la dépendance du bacille typhique. A. Fraenkel (1) a, le premier, formulé cette opinion, basée sur quelques résultats d'autopsie :

« Plusieurs fois, dit-il, nous avons eu l'occasion d'examiner des foyers de splénisation de malades morts du typhus. Quoique des essais de cultures n'aient pas encore été institués dans ces cas, il arriva cependant plusieurs fois de trouver en énorme quantité dans les foyers d'induration, de petits bacilles, en partie disposés par groupes, aussi bien à l'intérieur des alvéoles que dans le tissu interstitiel. Ces bacilles, par leur apparence, ne différaient en rien

(1) *Zeitschr. f. klin. Med.*, Bd X.

de ceux du typhus, et présentaient aussi, après coloration par la solution de gentiane dans l'eau d'aniline, les vacuoles caractéristiques. Il semble d'après cela que la cause de la splénisation dans ces cas doit être cherchée dans la colonisation des bacilles au sein des parties atélectasiées. »

Malgré les lacunes de ce travail, lacunes constatées par l'auteur lui-même, l'idée qu'il exprime a été généralement adoptée, et Baumgarten (1), qui combat si vivement dans d'autres cas le pouvoir phlogogène du bacille typhique, accepte lui-même la conclusion de A. Fraenkel.

En somme, de tous les désordres qu'on observe habituellement dans l'appareil respiratoire au début de la dothiénentérie, la splénisation seule semble devoir être attribuée au bacille d'Eberth. Les autres manifestations, telles que bronchites et congestions, paraissent être sous la dépendance des troubles réflexes de la circulation et de la sécrétion, ou bien résulter d'infections secondaires, favorisées par ces mêmes troubles.

Mais il est d'autres lésions du poumon dont l'origine infectieuse est évidente et dont l'étude offre un grand intérêt en raison de leur importance clinique et des problèmes qu'elles soulèvent au point de vue bactériologique, nous voulons parler des phlegmasies aiguës, des *pneumonies* et *broncho-pneumonies*.

On peut observer l'inflammation du poumon à toutes les périodes de la fièvre typhoïde, depuis le stade d'incubation où la pyrexie ne se révèle encore par aucun symptôme, jusqu'au moment où la défervescence progressive a marqué la guérison de l'infection.

Rangeons en trois groupes distincts: les phlegmasies du début; celles de la période d'état; celles de la convalescence.

(1) BAUMGARTEN. *Lehrbuch*, p. 258.

Les premières, par leurs symptômes initiaux, par leur évolution, ont tous les caractères des pneumonies franches. Celles qui surviennent au cours de la maladie apparaissent insidieusement, sans frisson, sans modification notable de la courbe thermique ; la plupart des symptômes réactionnels en sont très atténués. Enfin, dans la convalescence, la complication se manifeste par une brusque élévation de température ; elle peut être d'origine pyémique, ou résulter d'une infection indépendante greffée sur la maladie primitive.

La question des rapports de la pneumonie avec la fièvre typhoïde avait préoccupé déjà les cliniciens. On a même créé à ce propos un terme spécial, *pneumo-typhus*, *pneumo-typhoïde*. Il importe de bien déterminer le sens de cette expression à laquelle tous les auteurs n'ont pas attaché la même signification.

Ainsi on l'a appliqué, surtout en Allemagne, aux pneumonies bien caractérisées, mais s'accompagnant de phénomènes accentués d'adynamie, de stupeur. Le mot de typhoïde, en pareil cas, visait uniquement le symptôme clinique, et n'avait rien à voir avec la nature même de la maladie.

Gerhardt (1), et après lui M. Potain désignaient du nom de pneumotyphoïde ces cas où la maladie débutant avec tous les signes de la pneumonie classique, se continuait après la défervescence critique, vers le 8ᵉ jour, par les symptômes d'une fièvre typhoïde normale arrivée au second septénaire.

Gerhardt et M. Potain envisageaient la maladie comme une fièvre typhoïde ordinaire, à localisation primitive sur le poumon.

Pour M. Lépine, il s'agissait d'une variété nosologique spéciale

(1) Voir pour les détails cliniques et bibliographiques une Revue générale de TOUPET, in *Gaz. des Hôp.* 1887, n° 151.

ayant des symptômes propres et pouvant être diagnostiquée même quand, la mort survenant au bout de 8 à 9 jours, les signes de la dothiénentérie n'avaient encore pu se manifester. Mais tous ces auteurs considéraient les lésions pulmonaires et intestinales comme dépendant d'une même cause étiologique, comme des effets d'un même virus.

D'autre part, M. Germain Sée, repoussant les distinctions, proposait de comprendre sous la même dénomination toutes les pneumonies compliquant la fièvre typhoïde, quelle que fût leur forme, et à quelque période qu'elles apparussent.

Il y avait en somme trois opinions en présence :

1° La pneumotyphoïde est une maladie spéciale ;

2° La pneumotyphoïde est une fièvre typhoïde à localisation pulmonaire ;

3° La pneumotyphoïde est une association de la fièvre typhoïde et de la pneumonie.

De la solution de ce problème, dépend une autre question : à savoir si les pneumonies du début sont ou non de même espèce que celles du cours et du décours de la dothiénentérie. Car on peut expliquer autrement que par la diversité de nature, les différences qu'on observe dans les symptômes de ces deux groupes d'affections ; en effet, on conçoit facilement que si la pneumonie débute par exemple au troisième septénaire, la température élevée due à l'infection typhique empêche le frisson et masque la fièvre pneumonique ; d'autre part, l'état général du malade explique la faiblesse des phénomènes réactionnels et, par suite, l'atténuation des symptômes. Malgré leur aspect clinique disparate, les pneumonies du début et du cours de la maladie pourraient donc fort bien être de même nature et ne différer entre elles que par suite des conditions diverses du terrain sur lequel elles évoluent.

C'est à la bactériologie qu'incombait la tâche de résoudre ces difficultés et son rôle semblait aisé. Il suffisait, semble t-il, d'examiner le suc ou le parenchyme pulmonaire et de déterminer les bactéries qu'ils contenaient ; si c'est le bacille d'Eberth, il s'agit d'un procès typhique et la maladie est univoque ; si c'est au contraire le diplocoque, on est en présence d'une pneumonie vulgaire, entée sur une fièvre typhoïde. Mais les choses ne sont pas tout à fait aussi simples.

Au début de ces recherches, l'idée dominante en bactériologie était celle de la spécificité des microbes et des maladies, et, à priori, on tendait plutôt à admettre que la pneumonie était l'œuvre du diplocoque, même quand elle apparaissait chez un typhique. Il est bien entendu qu'il s'agit ici seulement de la pneumonie légitime, fibrineuse, avec son évolution caractéristique. Or, en 1887, Foa et Bordoni-Uffreduzzi (1) annoncèrent que dans un cas non douteux de fièvre typhoïde, compliquée de pneumonie lobaire fibrineuse, ils avaient trouvé dans le suc pulmonaire, par examen direct et par cultures, le bacille d'Eberth et nul autre micro-organisme (obs. 6). Ils considéraient ce fait comme une preuve de la possibilité d'une pneumonie d'origine purement typhique, et comme un argument contre la prétendue spécificité de cette maladie.

Mais leurs conclusions furent combattues de différents côtés. Elles étaient en effet passibles de diverses objections ; la présence du bacille dans le poumon hépatisé ne prouve pas qu'il ait été la cause de cette hépatisation ; on peut tout aussi bien admet-

(1) Foa et Bordoni-Uffreduzzi. *Riforma medica*, 1887.

tre qu'il est venu coloniser épiphytiquement un foyer phlegma-
sique créé par un autre microbe qui, plus délicat, aurait disparu le
premier ; tel serait le cas pour le diplocoque, par exemple, agent
de la pneumonie franche, dont on connaît la courte vitalité. Il
n'est pas suffisamment prouvé que le diplocoque ne se trouvait pas
aussi dans le poumon ; car il ne croît pas volontiers dans les cultures ordinaires ; il faut l'étuve à 32° et l'inoculation à la souris
pour obtenir des résultats décisifs ; et les auteurs italiens n'indiquent pas dans leur note qu'ils ont eu recours à ces procédés de
recherche. Leur observation n'est donc pas absolument probante.

Du reste les résultats obtenus par ceux qui ont étudié la question
après eux sont tout différents — Mais pour interpréter convena-
blement ces recherches, il convient de remarquer que souvent les
auteurs n'ont pas distingué la pneumonie franche des broncho-
pneumonies, et que leurs conclusions s'appliquent à l'ensemble des
phlegmasies aiguës du poumon. Or, il y a intérêt à considérer à part
ces deux classes de maladies. La pneumonie franche, en effet, paraît
constituer une entité morbide ; son apparition le plus souvent primitive, ses symptômes cliniques pathognomoniques, son évolution
caractéristique, ses lésions anatomo-pathologiques constantes, tout
concourt à lui donner la physionomie d'une maladie spécifique. Quant
à son étiologie, après lui avoir attribué des facteurs variés, on tend
aujourd'hui, surtout depuis les travaux de Gamaleia (1), à la considérer comme produite exclusivement par le diplocoque de
Talamon-Fraenkel.

La classe des broncho-pneumonies au contraire, est encore

(1) GAMALEIA. *Annales de l'Institut Pasteur*, 1888.

mal définie ; c'est une sorte de cadre où l'on fait entrer tous les procès inflammatoires du poumon qui ne ressortissent pas à la pneumonie lobaire. Elle réunit des affections le plus souvent secondaires, diverses par leur étiologie, disparates dans leurs symptômes et leur marche, irrégulières aussi dans l'aspect des lésions qu'elles offrent à l'autopsie.

Sans doute les plus nombreuses de ces affections se rattachent à un type commun et résultent de l'action du streptocoque, comme l'a montré Mosny (1) dans son remarquable mémoire ; mais toutes ne peuvent rentrer dans cette catégorie, et l'on s'accorde généralement à admettre l'origine étiologique multiple des broncho-pneumonies.

En partant de ces données, on peut penser à priori que les pneumonies franches apparaissant dans la dothiénentérie, sont des complications engendrées par le pneumocoque, et que si le bacille d'Eberth est capable de déterminer l'inflammation du poumon, ce sera sous forme de broncho-pneumonie. Voyons donc si les résultats bactériologiques confirment cette manière de voir.

Neumann, dans un cas, Fraenkel et Simmonds (2) dans deux cas de pneumonie lobaire et un de pneumonie lobulaire compliquant la fièvre typhoïde, n'ont pas pu trouver le bacille d'Eberth dans les parties hépatisées. L'exsudat contenait des coques en chaînettes sur la nature desquels les auteurs ne se prononcent pas. Peut-être s'agissait-il du streptocoque vulgaire, peut être du strepto-bacille de Friedländer. Il est impossible de préciser, aussi ne retiendrons-nous de ces quatre observations que cette conclu-

(1) Mosny. *Étude sur la broncho-pneumonie*, Th. Paris 1891.
(2) Fraenkel et Simmonds. *Loc. cit.*

sion, à savoir que la phlegmasie pulmonaire était due à une infection surajoutée, et que le bacille typhique n'y avait aucune part.

Chantemesse et Widal (1) ont retrouvé le bacille dans les cultures, dans deux cas de broncho-pneumonies et un cas de pneumonie typhoïde ; mais ils avaient en vue surtout d'établir dans quels organes peut se localiser ce virus, et ils n'ont pas spécialement recherché si, à côté de lui. n'existait pas aussi le pneumocoque dont la présence peut facilement passer inaperçue.

Du reste, M. Chantemesse (2), dans un ouvrage récent, exprime son opinion sur ce point en termes très précis :

« Je crois, dit-il, qu'il s'agit en pareil cas de deux infections qui évoluent simultanément. En effet, le bacille d'Eberth existe dans le poumon des typhiques et nous avons été les premiers à signaler sa présence ; mais il y fait de la congestion, de la splénisation, non de la pneumonie fibrineuse ordinaire..... Dans tous les cas de pneumonie typhique que j'ai vus, il y avait le pneumocoque. »

Les résultats de Polguère (3), confirment cette manière de voir. Sur quatre cas de broncho-pneumonie, il n'a vu qu'une fois (obs. III), le bacille d'Eberth. et encore mélangé au bacillus pneumoniæ de Weichselbaum (bacille de Friedländer) ; dans les trois autres cas, le streptocoque et le bacille de Weichselbaum isolés ou réunis. Enfin, dans une pneumonie (obs. I) il a trouvé le pneumocoque.

Banti (4), dans une série de recherches sur l'étiologie des pneumonies, a étudié trois cas de phlegmasie pulmonaire secon-

(1) CHANTEMESSE et WIDAL. *Arch. de phys.*, 1887.
(2) CHANTEMESSE. *Traité de médecine Charcot-Bouchard*, t. I, p. 759.
(3) POLGUÈRE. *Loc. cit.*
(4) BANTI. *Lo Sperimentale*, 1890, p. 460.

daire à la fièvre typhoïde. Dans une pneumonie et une broncho-pneumonie il n'a isolé que le diplocoque de Frænkel ; dans une autre broncho-pneumonie, les cultures lui ont donné le streptocoque et le staphylocoque (obs. XLVII à XLIX).

On voit que l'agent spécifique de la « fièvre pneumonique », le diplocoque de Talamon-Frænkel, a toujours été trouvé quand il a été cherché dans les pneumonies vraies compliquant la fièvre typhoïde.

Mais il faut pour cela employer les procédés de culture appropriés (agar à 30°-36°), et examiner le suc pulmonaire dans les premiers stades de la maladie. Après la crise, le pneumocoque disparaît du poumon. Si les bacilles typhiques où d'autres germes ont envahi secondairement le foyer hépatisé, il arrive donc un moment où on les retrouve seuls dans l'exsudat, et c'est ainsi qu'on peut être amené à les considérer comme la cause de la phlegmasie.

La possibilité de cette erreur est bien démontrée par l'observation d'Arustamoff (1), qui a pratiqué l'examen bactériologique précisément à la période de transition où les pneumocoques commençaient à disparaître, laissant la place aux bacilles typhiques plus résistants. Le malade entrait dans la 5ᵉ semaine de la fièvre typhoïde et allait entrer en convalescence lorsqu'il fut pris de malaise, puis le lendemain d'un frisson avec les signes d'une hépatisation. Au bout de sept jours, la température baissait et l'infiltration commençait à se résorber, mais le malade succomba au progrès de l'asthénie cardiaque.

Le suc pulmonaire examiné sur lamelles montrait des bacil-

<hr>

(1) ARUSTAMOFF. *Zur Frage über die Entstehung der typhosen Pneumonie.* *Centralbl f. Bact.* Bd VI, 1889.

les et des diplocoques. Par culture, on obtint en quantité des colonies typhiques ; il y avait aussi des colonies de diplocoques, mais
peu abondantes et elles moururent à la deuxième génération. Au
contraire, sur les coupes de poumon, on voyait les bacilles beaucoup
moins nombreux que les diplocoques. Ceux-ci commençaient donc
à perdre leur vitalité ; quelques jours de plus, on eût encore aperçu
leurs cadavres dans les coupes, mais les cultures fussent restées
stériles ; un peu plus tard encore, et il eût été impossible d'en découvrir aucun vestige.

Nous avons maintenant à examiner les résultats obtenus par Karlinski (1) dans neuf cas de fièvre typhoïde avec complications
pulmonaires. Le diagnostic de la maladie principale a été établi
dans tous les cas, soit par l'autopsie, soit par la découverte des
bacilles typhiques dans les matières fécales. Le suc pulmonaire
était recueilli sur le cadavre directement, ou sur le vivant par
ponction capillaire.

Voici le résumé des examens bactériologiques. On a trouvé :

Le bacille typhique seul............ 2 fois (obs. I et III)
Le pneumocoque seul............ 2 » (obs. V et VI)
Le streptocoque seul............ 2 » (obs. VII et IX)
Le staphylocoque seul............ 1 » (obs. II)
Le streptocoque et le bacille ty-
phique...................... 2 » (obs. IV et VIII)

L'auteur termine son travail par les conclusions suivantes: « La
pneumonie, en pareil cas, est une infection secondaire, et le fait
que le pneumocoque se trouve dans les cas aigus, tandis que dans
ceux qui ont une évolution plus longue, on ne voit que le bacille

(1) KARLINSKI. *Fortschritte der Medizin*. Bd VII.

typhique ou les pyocoques, ce fait semble indiquer que si l'on ne trouve pas toujours le diplocoque, c'est que dans les affections à marche lente, il est supplanté par les germes plus vivaces de la suppuration ou de la fièvre typhoïde. »

Nous ne pouvons partager la manière de voir de l'auteur. Karlinski a le tort de ne pas distinguer la pneumonie de la broncho-pneumonie et d'appliquer indifféremment à ces deux processus les mêmes données étiologiques.

Or, le pneumocoque n'intervient que rarement dans cette dernière maladie et seulement dans une forme spéciale, la forme pseudo-lobaire (Mosny). Les formes habituelles reconnaissent pour agent le plus fréquent, le streptocoque.

Si donc on trouve le pneumocoque dans les formes aiguës et le streptocoque dans les formes plus lentes, c'est que la pneumonie est de sa nature, une maladie à évolution franche et rapide, tandis que le caractère des broncho-pneumonies est d'être insidieuses et traînantes.

Reprenons du reste les observations de Karlinski. Dans les deux cas où le pneumocoque a été trouvé, le diagnostic de pneumonie lobaire paraît certain ; il s'agit une fois (obs. V), d'une complication apparaissant le 18ᵉ jour et enlevant le malade le 20ᵉ jour ; l'autre fois (obs. VI), d'une récidive de pneumonie franche, dont la poussée initiale avait eu ses allures caractéristiques avec chute critique de la température au 6ᵉ jour.

Dans les autres cas, au contraire, il est probable qu'on avait affaire à des broncho-pneumonies, autant qu'on en peut juger par les indications cliniques très succinctes que donne l'auteur.

Ainsi, dans l'observation I, l'affection pulmonaire a débuté par des râles ronflants et sibilants, sans matité; l'hépatisation ne s'est produite que consécutivement aux progrès de la bronchite; la mort est survenue le 4ᵉ jour.

Quoiqu'il ait été fait des cultures à 36°, on n'a trouvé que le bacille typhique en culture pure dans l'exsudat. Il n'est pas possible de supposer que le pneumocoque ait pu provoquer la lésion et disparaître en l'espace de trois jours. Il nous semble plus rationnel dans ce cas d'admettre l'action du bacille typhique.

Dans les observations II et III, la mort s'est produite le 4ᵉ et le 3ᵉ jour. Là non plus, il n'est guère vraisemblable que le pneumocoque après avoir engendré l'hépatisation ait disparu et fait place à d'autres germes.

L'observation IV concerne encore un cas de broncho-pneumonie avec début bronchique manifeste. Mort le 8ᵉ jour. Streptocoques et quelques rares bacilles typhiques dans l'exsudat.

De même pour l'observation VII, la maladie a débuté par un catarrhe bronchique; il est donc probable qu'il s'agissait de broncho-pneumonie et l'on ne doit pas s'étonner de voir que le streptocoque existait seul dans le suc du poumon hépatisé.

Enfin, dans les observations VII et IX, les détails cliniques ne nous permettent pas d'affirmer l'origine bronchique de la phlegmasie, mais la mort ayant eu lieu le 6ᵉ et le 2ᵉ jour, il n'est pas possible d'invoquer l'action hypothétique du pneumocoque, pour refuser au streptocoque, qu'on a trouvé dans les deux cas, joint une fois au bacille typhique, le rôle exclusif dans la genèse de l'inflammation pulmonaire.

En résumé, dans tous ces cas, étudiés par Karlinski, la mort étant survenue à une époque très rapprochée du début des accidents, il est logique d'affirmer que les microbes trouvés à l'autopsie étaient bien ceux qui ont primitivement envahi le poumon et causé la lésion. Or, sauf les deux cas de pneumonie, où se retrouvait le pneumocoque, on avait affaire vraisemblablement, dans les autres cas, où l'on n'a isolé que le streptocoque ou le bacille typhique, à de la broncho-pneumonie, plutôt qu'à de la pneumonie légitime. Le début bronchique noté plusieurs fois l'indique suffisamment.

On doit donc considérer les résultats des différents auteurs comme absolument concordants. Dans les cas de pneumonie fibrineuse franche, on a toujours trouvé le pneumocoque, jamais le bacille typhique. L'observation de F o a et B o r d o n i fait seul exception ; mais si l'on considère qu'elle date d'une époque où la biologie du pneumocoque n'était pas encore bien connue ; que les procédés employés étaient sans doute insuffisants pour déceler la présence de ce micro-organisme dans l'exsudat ; que malgré des recherches réitérées, nul fait décisif n'est venu depuis confirmer la découverte des savants italiens ; pour toutes ces raisons, nous croyons qu'on peut, dès à présent, poser en règle, que la pneumonie vraie n'est jamais l'œuvre du bacille typhique, mais toujours celle du diplocoque de Fraenkel.

Pour ce qui est des broncho-pneumonies, il convient d'être plus réservé quant à leur étiologie. Assurément, le plus grand nombre reconnaissent pour origine le streptocoque, peut-être quelques-unes le bacille de Friedlaender ; mais il n'est pas impossible que le bacille d'Eberth intervienne aussi dans leur pathogénie. Polguère a même cru remarquer un caractère anatomo-pathologique qui distinguerait les broncho-pneumonies typhiques de celles qui succèdent à une infection secondaire ; dans ce dernier cas seulement, on observerait les nodules péribronchiques qui témoignent de l'extension centripète de la phlegmasie, et qui manqueraient dans les lésions causées par le bacille d'Eberth, en raison de leur origine sanguine. Mais ce caractère n'étant pas constant dans les broncho-pneumonies vulgaires, nous ne pensons pas qu'on puisse attribuer à son absence une signification spéciale.

Ce qui est certain, c'est que si l'on en juge d'après les faits de Chantemesse et Widal (1), Mya et Belfanti (2), Karlinski (3), etc., le bacille typhique peut aussi provoquer à lui seul, l'inflammation du poumon sous une forme qui rentre dans la classe des broncho-pneumonies telles qu'on les comprend aujourd'hui. C'est la conclusion provisoire que nous croyons devoir adopter, quitte à la modifier par la suite, si les recherches ultérieures n'en confirment pas le bien fondé.

(1) *Loc. cit.*
(2) *Arch. della Rif. med.*, 1890, fasc. I.
(3) *Loc. cit.*

CHAPITRE IV

Plèvres.

SOMMAIRE : Pleurésie purulente. — Atténuation des bacilles dans le pus.
Pleurésie séreuse. — Pleurésie hémorrhagique.

Les lésions de la plèvre sont beaucoup plus rares que celles du poumon dans la fièvre typhoïde ; la pleurésie s'observe pourtant quelquefois. Sorel (1) l'a rencontrée sept fois dans une première série de 871 cas, et trois fois dans une autre série sur 105 malades.

Liebermeister (2) en comptait 64 cas dans une statistique portant sur 1,743 malades.

La nature de l'exsudat est variable ; il peut être séreux, souvent purulent, quelquefois hémorrhagique. C'est dans le décours ou la convalescence de la fièvre typhoïde que l'affection pleurale se manifeste le plus souvent (Sorel). Cependant, M. Fernet, Talamon (3) ont observé plusieurs cas où la pleurésie a marqué le début de l'invasion typhique et leur ont appliqué le terme de pleuro-typhoïde pour rappeler l'analogie qui existe alors avec la pneumo-typhoïde.

L'origine de la lésion peut être quelquefois rapportée à l'inflammation ou à la suppuration d'un organe voisin, la rate, par exem-

(1) Sorel. *Bull. de la Soc. méd. des hôpitaux*, vol. III.
(2) Cité par Homolle, art. Typhoïde. *Dict. de méd. et chir. prat.*
(3) *Méd. mod.*, 28 mai 1891.

ple comme M. Favier (1) en a rapporté deux observations. Il n'a malheureusement pas été fait d'examen bactériologique.

Le plus souvent la complication paraît due simplement à des causes banales, comme le refroidissement.

Nous commencerons par étudier les *pleurésies purulentes* qui sont sinon les plus fréquentes, du moins les mieux connues.

La première observation d'empyème où l'on ait constaté la présence du bacille typhique est due à M. Rendu. L'examen du pus a été fait par M. de Gennes (2), qui en rend compte en ces termes : « D'abord on voit une quantité considérable de micrococques, la plupart réunis deux à deux, micrococques qu'on rencontre dans presque toutes les suppurations, etc... » Il existait aussi des bacilles répondant absolument à la description d'Eberth.

On voit que si cette observation prouve que le bacille typhique peut se trouver dans un épanchement pleural, elle ne démontre pas qu'il puisse causer cet épanchement, puisqu'il existait, en même temps que lui, et en bien plus grande quantité, des coques pyogènes.

Le premier fait de pleurésie purulente avec le bacille d'Eberth en culture pure dans le liquide appartient à Valentini (obs. 7).

Belfanti (3) en a depuis étudié un cas, mais ne l'a pas publié. Citons encore l'observation de Loriga et Pensuti (obs. 8), et enfin celle, parue dernièrement, de Weintraud (obs. 9).

Nous avons donc trois faits détaillés d'empyème typhique.

Le diagnostic bactériologique n'a été fait que d'après les pro-

(1) FAVIER. *Arch. de médecine et pharm. milit.*, 1892.
(2) RENDU et DE GENNES. *France médicale*, 1885.
(3) *L'infezione tifosa. Rev. gen. ital. di clin. med.*, 1890.

cédés anciens dans le cas de Valentini. Il semble en être de même dans celui pourtant récent de Weintraud. Loriga et Pensuti ont eu recours à diverses méthodes, en particulier aux cultures sur lait stérilisé, qui donne de grandes chances de certitude.

La pleurésie s'est manifestée une fois dans la 4e semaine après la guérison, une fois après quelques jours d'apyrexie ; dans les deux cas le début a été brusque. Le malade de Valentini a éprouvé tout à coup une forte dyspnée, celui de Loriga et Pensuti a été pris subitement de point de côté et de fièvre. L'épanchement s'est fait très rapidement ; il était manifeste dès le lendemain dans le cas des auteurs italiens. Dans celui de Valentini, il y avait une vomique le 4e jour.

Dans l'observation de Weintraud, la localisation semble s'être faite plus tôt, pendant l'acmé de la maladie ; aussi, est-ce insidieusement, comme c'est la règle en pareil cas, que l'exsudat s'est formé. Mais ce n'est qu'après la 4e semaine que les ponctions exploratrices ont démontré l'existence d'un liquide pleural ; celui-ci était d'emblée purulent. Le malade avait eu déjà 3 ans auparavant une pleurésie du même côté.

La guérison a été obtenue dans les trois cas, mais dans des conditions bien différentes.

Chez le malade de Valentini, après deux thoracentèses, et malgré l'évacuation de plus de deux litres de pus, l'état général restant mauvais, il fallut vider une troisième poche contenant encore deux litres de liquide, et réséquer la neuvième côte. Chez le malade de Loriga et Pensuti, après une thoracentèse, on dut pratiquer l'empyème.

Au contraire, dans l'observation de Weintraud, et en cela elle

présente un côté intéressant, la guérison est survenue spontanément, sans intervention d'aucune sorte. Ce n'est pas de propos
délibéré, il faut le remarquer, qu'on a laissé la maladie suivre son
cours naturel. Mais au moment où l'on se proposait de pratiquer
l'évacuation du pus, le malade fut pris d'accidents péritonitiques
tellement graves, que l'on fut obligé de différer l'opération. L'amélioration tardant à se produire, on différa de plus en plus, si bien
qu'au bout de deux mois, rapidement, le malade entra en convalescence, et qu'une ponction exploratrice vint à ce moment démontrer la résorption complète de l'épanchement.

Comment expliquer cette terminaison inattendue? L'auteur l'attribue à l'atténuation progressive des bacilles dans le pus; les
expériences qu'il a instituées semblent en effet confirmer cette
manière de voir. Tandis qu'avec le pus de la première ponction
(4ᵉ semaine) on obtenait des cultures en bouillon qui, âgées de 1 à
3 jours et à la dose de 0,01 c. c., tuaient les souris en 18 à 30 heures, les germes provenant de la seconde ponction (7ᵉ semaine),
dans les mêmes conditions de culture, ne tuaient plus les souris,
même à doses massives dans le péritoine. De plus, on constata
que les animaux ayant résisté à l'inoculation de doses répétées de
la seconde culture, étaient dans une certaine mesure vaccinés contre les effets des cultures du pus primitif.

Ces résultats sont intéressants à noter. Ils semblent en contradic-
tion avec le fait de la conservation de la virulence des bacilles
typhiques dans les foyers anciens; cependant il faut remarquer
que les conditions ne sont pas tout à fait les mêmes. Quand nous
parlons de foyers anciens, nous avons en vue soit des lésions non
suppurées, comme certaines ostéites, soit des abcès développés

très longtemps après la fièvre typhoïde; mais dans ces cas, les bacilles n'ont pas vécu des semaines ou des mois dans le pus, car chez l'homme, les abcès, une fois collectés, ne s'éternisent pas si longtemps sans être incisés, ou sans s'ouvrir spontanément.

Or, on sait le pouvoir bactéricide énergique du pus, et il se peut que les bacilles en culture dans l'empyème pleural perdent peu à peu leur virulence. Du reste, nous ignorons si l'atténuation dans ces conditions spéciales est un fait constant; il ne s'agit peut-être que d'un cas particulier qui de toutes façons ne peut infirmer le résultat d'expériences nombreuses, démontrant la conservation habituelle de la virulence.

On peut, dans un autre ordre d'idées, se demander si ce fait de résorption spontanée doit être pris en considération pour la thérapeutique des empyèmes typhiques. On sait déjà que tous les épanchements purulents n'ont pas la même gravité et que les pleurésies à pneumocoques, par exemple, peuvent guérir par simple ponction. Sans doute on ne peut sur un fait isolé baser une méthode de traitement. Mais un enseignement se dégage de l'observation de Weintraud, c'est qu'il y a toujours un grand intérêt, comme le montrait récemment Wertheim (1) au 5e congrès allemand de gynécologie, à propos des suppurations des annexes, à préciser l'étiologie exacte des exsudats inflammatoires, et que la bactériologie apporte à la clinique un concours précieux, non seulement pour fixer le diagnostic, mais aussi pour formuler le pronostic et instituer le traitement.

L'étiologie des exsudats séreux en général est beaucoup plus difficile à établir que celle des liquides purulents. Dans un grand

(1) *Sem. méd.*, 1893, n° 35.

nombre de cas, en effet, les cultures faites avec les liquides séreux restent absolument stériles. Est-ce parce que dans ce liquide de faible densité les bactéries tendent, sous l'action de la pesanteur, à se déposer dans les parties déclives, dans les culs-de-sac pleuraux par exemple, où l'aiguille aspiratrice ne peut les atteindre ? Est-ce parce que, selon une hypothèse de Metschnikoff (1), les exsudats séreux ne seraient pas liés à la présence des bactéries, qu'ils n'auraient pas pour but de combattre les microbes dans leurs foyers de pullulation, mais de neutraliser ou de diluer leurs toxines à distance ? Toujours est-il que dans nombre de cas, les tentatives de culture n'aboutissent qu'à des résultats négatifs. On possède, il est vrai, la ressource de l'inoculation aux animaux, qui donne plus de succès. Mais cette méthode, bonne pour déceler dans un liquide l'existence du bacille de Koch (cobayes) ou du pneumocoque (souris), ne l'est plus quand il s'agit de bactéries d'une moindre virulence, et, en ce qui concerne le bacille typhique en particulier, les animaux d'expérience ne sont pas assez sensibles à son action quand il est inoculé à faibles doses, pour qu'on puisse obtenir par ce procédé des résultats satisfaisants.

Il y a là une source de difficultés sérieuses, et c'est ainsi que sur quatre cas de pleurésie séreuse au cours de la fièvre typhoïde, observés par M. Fernet (obs. 10), trois fois l'examen et les cultures ont donné à M. Girode des résultats négatifs. Une seule fois, il a trouvé une culture pure de bacilles qu'il considère comme étant des bacilles typhiques. Sans doute les méthodes qu'il a employées ne permettent pas d'écarter absolument le diagnostic de bacterium coli, mais il serait oiseux de discuter une question que nous n'avons

(1) *Leçons sur l'inflammation.* Paris, 1892.

pas de données pour résoudre, et nous devons accepter, jusqu'à preuve du contraire, la conclusion qui a paru la mieux fondée. Nous admettons donc que c'était bien le bacille d'Eberth qui se trouvait dans la sérosité pleurale. Est-ce à dire qu'il en avait provoqué l'exsudation ?

La fièvre typhoïde existait bien certainement quand le malade est entré à l'hôpital, mais d'après les commémoratifs et l'évolution ultérieure, elle semblait de date récente, 10 à 15 jours au plus, (entrée à l'hôpital le 17 décembre ; épistaxis le 7 décembre. Guérison le 14 janvier). La pleurésie, au contraire, semblait remonter à deux mois, puisque depuis ce temps, à la suite d'un refroidissement, de frissons et de points de côté, l'état général était resté mauvais. On peut donc admettre, ou que la fièvre typhoïde a éclaté chez un malade déjà atteint de pleurésie, ou bien que l'infection typhique s'est fixée primitivement sur le poumon et y est restée localisée pendant six semaines, avant de se manifester par ses symptômes généraux et intestinaux habituels.

Laquelle de ces deux interprétations est la vraie ? M. Fernet penche pour la seconde. Nous nous garderons bien d'émettre un avis différent, et il nous semble que dans des questions aussi nouvelles, où nul indice ne nous guide, le plus sage est d'enregistrer les faits sans commentaires, et de ne pas demander au raisonnement une solution que seules l'expérience et l'observation peuvent nous fournir.

Charrin et Roger ont étudié un cas de pleurésie dont le liquide ne contenait aussi que le bacille d'Eberth (obs. 11) ; cette fois il s'agissait d'un épanchement hémorrhagique. Ce fait est intéressant, en raison de la nature de l'exsudat ; il montre combien sont variées les lésions imputables au virus typhique ; mais de plus il pose cette question nouvelle : savoir si le bacille d'Eberth peut déterminer des accidents locaux sans produire le complexus symptomatique, ni les lésions anatomiques pathognomoniques de la fièvre typhoïde.

Le malade de Charrin et Roger était malade depuis une quinzaine de jours, quand il entra à l'hôpital. Quinze jours après son admission, il était apyrétique. Les symptômes avaient été ceux de la fièvre typhoïde, sauf que la rate n'avait pas paru tuméfiée et que la roséole avait été très discrète. Le malade avait un point de côté violent, depuis le 10ᵉ jour de sa maladie. Au 24ᵉ jour, on constata, dans la plèvre gauche, un épanchement qui n'empêcha pas cependant l'apyrexie de se produire quelques jours plus tard. Dès lors, l'état général s'améliora, malgré la persistance des symptomes pleuraux. Tout à coup, le 30ᵉ jour, il y eut une sorte de rechute brusque, et très grave ; l'épanchement hémorrhagique devenu considérable fut évacué, mais la mort survint néanmoins le 52ᵉ jour.

A l'autopsie, on ne trouva pas de lésion de fièvre typhoïde, les poumons étaient infiltrés de tuberculose ancienne. Le liquide de ponction ne contenait que le bacille d'Eberth.

De cette observation on peut rapprocher celle de M. Kelsch, où il s'agit encore d'un épanchement pleural séro-sanguinolent, puis purulent, contenant exclusivement des bacilles d'Eberth, et ayant apparu sans aucun symptôme de fièvre typhoïde chez un malade que l'autopsie démontra tuberculeux.

Ici encore, l'interprétation des faits comporte une extrême réserve. Faut-il admettre que le bacille d'Eberth était bien la cause des accidents ; qu'il y avait eu chez le premier malade une dothiénentérie légère, chez le second une infection typhique inaperçue ?

Faut-il, au contraire, considérer qu'il s'agissait plutôt d'une invasion coli-bacillaire favorisée par la tuberculose?

En faveur de la première hypothèse, on pourrait rappeler l'observation de strumite de Tavel (1), qui nous montre une infection typhique très atténuée amenant la suppuration dans une glande thyroïde kystique. Ici, par un processus analogue, la tuberculose aurait déterminé la localisation pleurale.

Il est remarquable en tout cas, que les deux malades fussent l'un et l'autre tuberculeux, et l'on ne peut s'empêcher d'attribuer au moins une part des phénomènes à l'action de la tuberculose, ou peut-être à une sorte d'association de la tuberculose et de la typhoïde.

Mais encore une fois, il ne sert de rien d'édifier des hypothèses sans soutien ; nous devons nous souvenir seulement de ces faits, et attendre la lumière qu'un avenir sans doute prochain ne manquera pas de nous apporter.

(1) Voir à l'app. obs. 25.

CHAPITRE V

Cœur. — Vaisseaux.

SOMMAIRE : Bacilles typhiques dans le sang, les taches rosées, le placenta. Phlébite. — Artérite. — Endocardite.

Il est de règle qu'à une certaine période de la fièvre typhoïde, les bacilles pénètrent dans les voies sanguines, et soient entraînés par la circulation. Cette invasion peut se faire directement à travers les parois vasculaires dans les territoires occupés par les microbes et en particulier dans la couche profonde de la muqueuse intestinale. Mais ce n'est vraisemblablement pas là qu'est la porte d'entrée principale; en effet, l'inflammation des tissus voisins gagnant progressivement les tuniques des vaisseaux provoque des thromboses qui en obstruent la lumière, et par conséquent les ferment à la circulation. C'est même par ce mécanisme qu'on s'explique la rareté relative des hémorrhagies au niveau des ulcérations de l'intestin.

Il est probable que c'est par les voies lymphatiques que cheminent le plus grand nombre des bacilles, qui arrivent jusque dans le sang ; des ganglions mésentériques qui en sont toujours gorgés, la lymphe les entraîne dans le canal thoracique où on les retrouve en abondance, puis dans le sang artériel avec lequel ils se répandent dans l'organisme. Mais, ici, de même que dans toutes les maladies qui ne constituent pas spécialement des infections sanguines, comme le charbon et les septicémies expérimentales, c'est une loi générale que les microbes ne séjournent pas dans le sang, et qu'ils s'arrêtent dans les fins capillaires de certains organes, où ils se cantonnent de préférence (Wyssokowitch). Aussi, ne trouve-t-on pas habituellement de bacilles d'Eberth dans le sang de la circulation.

Cinq fois, Chantemesse et Widal (1) ont cultivé sans succès le sang d'épistaxis ou de métrorrhagies survenues au cours de la dothiénentérie. Une fois pourtant, ils ont trouvé de nombreux bacilles dans le sang du placenta d'une femme qui avait avorté au 12e jour de sa fièvre.

Seitz (2), dans onze cas, n'a pu déceler les bacilles ni dans le sang, ni dans les taches rosées.

Même insuccès pour Fraenkel et Simmonds (3), qui ont examiné cinq fois le sang des taches rosées du 11e au 15e jour.

Mais d'autres auteurs ont été plus heureux. Neuhauss et Rutimeyer (4) ont obtenu des cultures en ensemençant le sang pris au niveau des taches rosées ; si la piqûre portait sur la peau voisine, en dehors des macules, ils n'observaient aucun développement. Chantemesse et Widal, Roux (5) (de Lyon) ont confirmé ces résultats. Il semble donc établi que les taches rosées sont constituées par des embolies bacillaires arrêtées dans les capillaires de la peau.

(1) CHANTEMESSE et WIDAL. *Arch. de physiol.*, avril 1887, p. 250.
(2) SEITZ. *Bacteriol. Studien zur Typhusætiologie*, München, 1886.
(3) *Loc. cit.*
(4) BAUMGARTEN. *Lehrbuch der path. Mycologie*.
(5) ROUX. *Lyon médical*, 1890, vol. 63, p. 600.

Quoi qu'il en soit, la présence au moins passagère des bacilles dans le sang est chose bien établie : la possibilité de transmission de l'infection au fœtus en fournit une preuve péremptoire.

Les parois vasculaires peuvent-elles avoir à souffrir du fait de ces hôtes dangereux, et existe-t-il des lésions du cœur ou des artères qui soient imputables à l'action directe du bacille d'Eberth ?

Le professeur Panas a publié l'observation d'un angiome ancien de l'orbite qui s'enflamma et suppura au cours de la fièvre typhoïde. C'est un exemple de l'importance des lésions antérieures dans la pathogénie des métastases. Comme le fait remarquer M. Panas, la thrombose est une des conditions les plus favorables au développement des suppurations microbiennes ; d'une part le ralentissement du sang dans les vaisseaux rétrécis et tortueux facilite l'arrêt et la pullulation des microbes, et d'autre part, les tissus altérés ne trouvent ni dans leurs propres cellules dégénérées, ni dans celles que leur fournit une circulation languissante, les éléments d'une résistance normale.

Mais, dans ce cas particulier, le bacille d'Eberth n'a fait qu'aggraver une affection préexistante. Peut-il également créer de toutes pièces des lésions vasculaires chez des sujets sains ?

La clinique nous enseigne que les phlébites, les artérites, suivies de thromboses et parfois de gangrène, la myocardite et même l'endocardite végétante (1), s'observent au cours de la dothiénentérie.

Pour la phlébite et la phlegmatia alba dolens, la théorie marastique est insuffisante à les expliquer, et depuis les travaux de Widal (2), Vaquez (3), on admet qu'elles ont toujours une ori-

(1) BOUCHUT. *Gaz. des hôpitaux*, 1875.
(2) WIDAL. *Étude sur l'infection puerpérale*, Paris, 1889.
(3) VAQUEZ. *La thrombose cachectique.* Paris, 1890.

gine infectieuse. Mais elles sont souvent le résultat d'infections secondaires, pyémiques, comme dans les cas publiés par Dunin (1).

De même, Senger (2), chez une femme morte d'endocardite verruqueuse, à la période des ulcérations intestinales, a trouvé le streptocoque dans les végétations de la valvule mitrale.

Mais à côté de ces cas, il en est d'autres où le bacille typhique semble avoir été seul cause des lésions. Les faits de ce genre, publiés jusqu'à ce jour sont fort peu nombreux ; nous rapportons les quelques résultats cliniques ou expérimentaux que nous avons pu réunir.

Rattone (3), dans un mémoire consacré à l'artérite typhique, donne le résumé de huit observations dans lesquelles l'examen histologique lui a montré des lésions artérielles plus ou moins étendues. Les recherches bactériologiques n'ont pas toujours pu être faites, parce que l'auteur n'a quelquefois eu à sa disposition que des pièces anciennes conservées depuis longtemps et où il n'était plus possible de colorer les micro-organismes. Mais dans plusieurs cas (obs. I, III, IV, V), il a constaté sur des coupes la présence de bacilles occupant l'épaisseur du myocarde, les tuniques artérielles et les thrombus. Il a même pu ensemencer le contenu des granulations blanc-jaunâtres saillantes de l'endartère, et obtenir des cultures de bacilles ayant tous les caractères du bacille typhique.

Toutes ces lésions, aussi bien artérielles que veineuses, débutent d'après Rattone par la thrombose des vasa-vasorum. Il a vu la

(1) Dunin. Sur la cause des suppurations et des thomboses veineuses dans le cours de la fièvre typhoïde. *Deut. Arch. f. klin. Med.* Bd. XXXIX, 1886.

(2) Senger. *Deutsche medicinische Wochenschrift*, 1885, n° 1.

(3) Rattone. Della Arterite tifosa. Estratto del *Morgagni*. Napoli-Milano 1887.

myocardite s'accompagner d'artérite des coronaires, et il croit, comme Hayem, Landouzy et Siredey, que l'endartérite des petits vaisseaux intracardiaques est la principale cause de l'altération du myocarde.

En somme, le travail de Rattone est plutôt anatomo-pathologique que bactériologique.

Un autre savant italien, Arnaldo Viti, a étudié les endocardites surtout au point de vue expérimental ; au cours de ses recherches, il a trouvé une fois (obs. VI) un bacille identique au bacille d'Eberth (App. obs. 14).

Il s'agissait d'une femme morte de fièvre typhoïde, et chez laquelle l'autopsie avait confirmé le diagnostic. Outre les lésions habituelles, il existait une endocardite verruqueuse. Des cultures furent faites avec la rate, et avec des fragments de végétations ; on obtint à la fois deux microbes : un coccus et un bacille. Le coccus ne liquéfiait pas la gélatine et n'avait aucun effet pathogène sur les animaux. Le bacille, au contraire, amenait plus ou moins rapidement la mort des animaux inoculés, avec des lésions multiples ; on constatait en particulier des altérations de l'endocarde et des végétations, non seulement chez les lapins auxquels on avait blessé les valvules avant l'inoculation, mais encore chez ceux qui n'avaient subi aucun traumatisme préalable.

D'autre part, l'étude de ce bacille, de ses cultures sur différents milieux, notamment sur pomme de terre, a montré son identité complète avec le bacille d'Eberth.

L'auteur conclut donc que le bacille typhique peut déterminer l'endocardite, chez l'homme et chez les animaux.

Au point de vue expérimental, cette conclusion ne semble guère douteuse ; plusieurs auteurs ont réussi à provoquer des lésions de l'endocarde chez les animaux par injection intraveineuse de cultures typhiques, surtout en déterminant la localisation des bacilles par un traumatisme préalable des valvules. Gilbert et Lion (1) entre autres, ont obtenu par ce moyen des végétations de l'endocarde chez le lapin en huit jours.

Quant aux faits cliniques d'endocardite typhique démontrée par l'examen bactériologique, il en a été publié fort peu. Girode (obs. 16) (2) en a communiqué une observation à la Société de biologie. Il s'agit d'un simple résultat d'autopsie, sans détails cliniques. Nous voyons seulement que l'endocardite à forme végétante était consécutive à la fièvre typhoïde et que les végétations du cœur, de même que le liquide cérébral, contenaient le bacille typhique.

Rappelons enfin un fait publié par Vincent (obs. 5) et que nous avons cité déjà dans un autre chapitre. C'est le plus intéressant et le plus caractéristique dont nous ayons connaissance.

En effet, l'intégrité du cœur avant l'atteinte de dothiénentérie parait certaine, puisque le sujet était soldat. Des complications multiples ont apparu au cours d'une rechute, et à l'examen post-mortem, on a trouvé le bacille d'Eberth pur dans les divers produits morbides : pus de la rate, exsudat méningé, néoformations valvulaires. Dans les végétations du cœur, ils étaient très abondants, soit épars, soit réunis par groupes.

La genèse de la lésion cardiaque est évidente dans ce cas ; de même la nature du micro-organisme isolé par Vincent ne nous semble guère discutable. Cependant il faut se souvenir que le

(1) *Société de biologie*, 1889.
(2) GIRODE. *Soc. de biol.*, 1889.

bacterium coli a été trouvé, lui aussi, dans l'endocardite par Netter et Martha (1), Thiroloix (2), Macaigne (3).

D'autres auteurs, Gilbert et Lion, Weichselbaum y ont découvert aussi des bacilles (bac. de l'endocardite, G et L.; bacillus endocarditis griseus W.), différents peut-être, mais en tous cas extrêmement voisins du bacterium coli, de telle sorte que dans les recherches de cette nature, on ne saurait s'entourer de trop de précautions, ni trop multiplier les épreuves de contrôle pour s'assurer de la nature exacte du micro-organisme auquel on a affaire, et pouvoir affirmer qu'on se trouve en présence d'une localisation vraiment spécifique, et non d'une invasion secondaire par un des nombreux bacilles pseudo-typhiques qui vivent en saprophytes dans l'intestin ou dans le monde extérieur.

(1) NETTER et MARTHA. *Arch. physiologie*, 1886.
(2) AUBERT. Thèse Paris, 1891.
(3) MACAIGNE. Thèse Paris, p. 1331892, n° 174

CHAPITRE VI

Système nerveux.

SOMMAIRE : Symptômes cérébraux sans lésions. — Méningites à bacilles Eberthiformes et à bacilles typhiques.

En 1886, Curschmann communiquait au 5e congrès de médecine allemande l'observation d'un homme mort à la suite d'accidents nerveux graves et dans la moelle duquel il avait trouvé le bacille d'Eberth.

Déjà en 1881, Kiebs (1) avait décelé le même microbe dans une méningite suppurée chez un typhique. D'autres faits analogues ont été publiés depuis. Il semble donc que le bacille d'Eberth soit capable de produire des désordres dans les centres nerveux et nous aurons à chercher dans quelles conditions cette action se manifeste.

Fidèles au plan que nous nous sommes tracé, nous allons examiner les faits qui ont été publiés dans cet ordre d'idées; nous en discuterons la valeur et la portée, et nous formulerons les conclusions qui nous sembleront se dégager de cette étude.

Et d'abord nous pensons qu'il y a lieu de répartir les faits en deux groupes. Dans le premier, nous rangerons les observations où le bacille d'Eberth a été trouvé, indépendamment

(1) *Arch. f. exper. Path. und Pharm.*, XIII.

de toute lésion sensible du système nerveux; le second groupe comprendra les cas où les accidents étaient en rapport avec une altération matérielle du cerveau ou de la moelle.

On sait qu'il est assez fréquent de trouver le bacille typhique dans les méninges, alors même que nul symptôme clinique n'avait fait soupçonner une localisation cérébrale: Chantemesse et Widal l'ont décelé quatre fois sur huit recherches, au cours de leurs études sur la fièvre typhoïde (1887). D'autres auteurs ont obtenu des résultats analogues. On doit donc admettre que les bacilles peuvent se rencontrer dans les méninges sans produire de désordres anatomiques et même sans provoquer de troubles notables dans les fonctions cérébrales.

D'autre part, dans quelques cas où les phénomènes nerveux avaient atteint une gravité anormale, les cultures ayant démontré la présence du bacille typhique dans les enveloppes ou dans l'écorce des centres nerveux, on s'est demandé s'il n'y avait pas un rapport intime entre ces deux faits, et si l'invasion des bacilles dans les méninges n'était pas la cause des accidents observés.

Dans l'observation de Curschmann, (obs. 16) il s'agit d'un malade chez lequel les symptômes reproduisaient le tableau de la maladie de Landry; la fièvre typhoïde n'avait pas été diagnostiquée, et ce n'est qu'après la mort, survenue au début du second septénaire, que l'autopsie vint montrer les lésions pathognomoniques de la dothiénentérie sur l'intestin, et l'intégrité des centres nerveux. Les tubes ensemencés avec des fragments de la moelle montrèrent un développement de bacilles identiques à ceux qu'on obtenait aussi de la rate du malade, et que Gaffky considéra avec l'auteur comme des bacilles d'Eberth. Les légères modifications que le microscope permit de constater, à savoir l'amincissement du cylindre-axe de quelques tubes isolés, ne semblent guère devoir être mises sur le compte des bactéries. Cependant, Cursch-mann attribue aux bacilles trouvés par lui dans la moelle, l'origine des accidents auxquels a succombé le malade. Il appuie son opinion sur le résultat de ses recherches dans d'autres cas de typhoïde sans phénomènes nerveux, où il n'a jamais réussi à découvrir de bacilles dans le cerveau ni la moelle. Mais, cette observation est déjà ancienne, et les travaux postérieurs démontrent, au contraire, la présence assez fréquente de bacilles dans les méninges de typhiques.

Une autre observation a été publiée par Silva (obs. 17), en 1891. Elle concerne une fillette de dix ans qui, au douzième jour d'une fièvre typhoïde, fut prise de convulsions violentes, dont elle mourut le jour même. Ces convulsions avaient tous les caractères de l'éclampsie: le tronc raidi en opisthotonos, les membres en extension, les yeux ouverts, revulsés en haut, la pupille contractée ne réagissant pas à la lumière, etc., etc. Il n'y avait pas d'albuminurie, ni d'acétonémie. A l'autopsie, on constata les lésions caractéristiques de l'intestin; les quelques altérations qu'on trouva dans le cerveau paraissent plutôt la conséquence que la cause des convulsions. Mais par la culture, on décela, dans la substance nerveuse, l'existence du bacille d'Eberth. Il convient de souligner un fait de la plus haute importance, c'est que la mère de la malade était morte à 19 ans d'un accès épileptique, et par conséquent on est en droit de considérer les convulsions qui ont emporté la malade comme le premier symptôme d'une prédisposition héréditaire restée latente jusque-là, et qui se manifestait sous l'influence de la fièvre typhoïde. On sait quelle part revient aux maladies infectieuses dans l'apparition des névroses convulsives; mais il serait prématuré de décider si c'est aux microbes eux-mêmes ou bien aux substances toxiques, qu'appartient l'action provocatrice qui s'exerce en pareil cas. Silva incline à croire que ce sont les bacilles qui ont joué le rôle essentiel. Il a fait quelques expériences qui lui semblent favorables à cette manière de voir; il a constaté que les injections intraveineuses de fortes doses de cultures typhiques à des chiens, amenaient l'augmentation de l'excitabilité cérébrale. Nous ne pouvons critiquer des travaux dont l'auteur ne donne pas le détail, mais il nous semble que les conditions de ces expériences s'éloignent notablement de celles que réalise la maladie chez l'homme.

Nous ne voulons pas nier que les bacilles en se développant dans les méninges ou dans la substance grise soient capables par leur pullulation de produire une irritation des centres nerveux; mais si nous considérons que l'on trouve des bacilles dans les méninges de typhiques qui n'ont pas eu d'accidents cérébraux; que les phénomènes intenses relatés dans les deux observations ci-dessus sont exceptionnellement rares dans la fièvre typhoïde, tout à fait hors de proportion avec la fréquence de la localisation de bacilles dans les méninges; que la violence des symptômes n'est guère en rapport avec le petit nombre de microbes qu'on trouve en pareil cas (Curschmann lui-même spécifie que sur les coupes on voyait les bacilles isolés, rarement en petits foyers, et, d'autre part, on ne s'explique guère un développement abondant capable d'exercer une action aussi énergique sur les centres nerveux sans qu'il existe localement de réaction inflammatoire), pour toutes ces raisons, nous croyons que dans les deux faits qui nous occupent, la présence de bacilles dans les centres nerveux n'explique pas les phénomènes ,graves qui ont emporté les malades. Nous sommes même tentés de considérer cette présence de bacilles dans les méninges comme un phénomène ;sans grande ;signification pathologique. En effet, dans les deux cas précités, l'examen a été fait du neuvième au douzième jour, c'est-à-dire précisément à l'époque où le sang contient les bacilles et les charrie à travers l'organisme. C'est à ce moment qu'apparaissent les taches rosées qui sont probablement des embolies microbiennes. On conçoit que des embolies analogues se fassent dans d'autres organes où les bacilles s'arrêtent, mais sans former de véritables foyers de colonisation, et d'où ils disparaissent rapidement. Nous estimons en tout cas qu'il faudrait des preuves plus nombreuses et plus concluantes pour établir que la présence des bacilles dans les centres nerveux suffit à produire des phénomènes graves, sans qu'aucune altération matérielle témoigne de l'abondance de leur développement et de l'intensité de leur action locale.

Nous passons maintenant à la seconde catégorie de faits, ceux où l'on a constaté dans les centres nerveux, en même temps que les bacilles d'Eberth, des lésions inflammatoires paraissant sous leur dépendance. Nous nous heurtons ici à une difficulté d'un autre ordre. On a publié dans ces dernières années plusieurs faits de méningite suppurée dont l'exsudat contenait, à l'état de pureté un microbe présentant avec le bacille typhique la plus étroite analogie. Dans la plupart des cas pourtant, il existait entre ce bacille et celui d'Eberth quelques légères différences, qui ne permettaient pas de le considérer comme appartenant à la même espèce, et le faisaient ranger dans le groupe des bacilles « Eberthiformes ».

Neumann et Schaefer ont publié la première observation de ce genre en 1887. Depuis, Adenot, Roux (de Lyon), Netter (1) et d'autres ont communiqué des faits analogues. D'après les descriptions de ces différents auteurs, il est probable qu'ils ont eu affaire tous à un même micro-organisme, se distinguant du bacille typhique par ses effets pathogènes constants chez les animaux, et par sa croissance sur pomme de terre, caractérisée par une couche blanc grisâtre plus ou moins épaisse et limitée au sillon d'inoculation. Ces caractères identifient absolument ce microbe avec le bacille d'Escherich, et l'on s'accorde en effet aujourd'hui à admettre qu'il s'agissait dans ces faits du bacterium coli commune. MM. Sevestre et Gaston ont publié en 1891, une observation détaillée de méningite par coli-bacille. On doit donc admettre tout une classe de méningites par auto-infection d'origine intestinale, déterminées par le bacille d'Escherich. Or, on sait combien ce microbe ressemble au bacille typhique, et comme le criterium indiqué par MM. Chantemesse et Widal, à savoir la culture en bouillon lactosé, n'est connu que depuis la fin de l'année 1891, pour tous les faits de méningite attribués au bacille d'Eberth, antérieurement à cette date, on se trouve embarrassé pour décider si l'on a affaire à une localisation du virus typhique ou à une infection secondaire par le bacille du côlon.

Disons en effet que les méningites qu'on observe au cours de la fièvre typhoïde peuvent être dues à des infections surajoutées. Fraenkel et Simmonds (2), dans un cas de ce genre ont trouvé

(1) Voir à ce sujet la thèse de Adenot sur « *Les méningites microbiennes* ».
(2) *Centralblatt für Bact.*, 1887.

des pyocoques, mais aucun bacille. Netter a obtenu une fois le même résultat. Dans d'autres cas, les pyocoques sont associés au bacille typhique, comme dans l'observation publiée par Breton (1), sous ce titre : Méningite suppurée due au bacille d'Eberth. Il s'agit d'une fillette qui, sortie de l'hôpital guérie d'une fièvre typhoïde, le 27 janvier, y rentrait le 17 février. Elle succomba le lendemain, et on trouva à l'autopsie, une méningite purulente de la convexité et dans le pus, des staphylocoques et des bacilles d'Eberth. Breton estime que c'est le bacille typhique qui a déterminé la maladie. Dans cette hypothèse, il faudrait admettre que le bacille s'était localisé dans le cerveau pendant la maladie, puis développé silencieusement pendant trois semaines après la guérison. Les staphylocoques ne seraient entrés en scène qu'à sa suite; pourtant leur présence laisse au moins un doute sur la cause de l'inflammation, et le titre de la communication n'est peut-être pas suffisamment justifié.

Dans l'observation de Kamen (obs. 18), la méningite avait débuté symptomatiquement par la céphalée au 9° jour d'une fièvre typhoïde, puis s'était aggravée rapidement pour aboutir au bout de cinq jours à la mort. L'inflammation fibrino-purulente était limitée à la convexité.

Il paraît difficile ici de ne pas rapporter l'origine des accidents aux bacilles qui se trouvaient dans le pus en quantité considérable et sans mélange, sauf une impureté qui paraît accidentelle dans quelques cultures de contrôle. Le doute n'est permis qu'en ce qui concerne le diagnostic des microbes : bacille d'Eberth ou colibacille ? L'identité des cultures provenant du cerveau avec celles

(1) BRETON. *Revue mensuelle des maladies de l'enfance.* Paris, 1891.

provenant de la rate, la précocité de l'inflammation et l'aspect des cultures sur pomme de terre, qui, s'il ne fournit pas un signe de certitude, est au moins un signe de probabilité, tout cet ensemble de présomptions nous font admettre la nature typhique du processus. Isolé, le fait n'aurait peut-être pas une force probante suffisante pour affirmer la réalité des méningites typhoïdes ; mais, rapproché des autres, et en particulier de l'observation décisive de Mensi et Carbone, il acquiert une réelle valeur.

Pour en finir avec le fait de Kamen, relevons un détail de l'autopsie, à savoir le peu de gravité des lésions intestinales : congestion de la muqueuse dans les deux intestins au voisinage de leur jonction, avec une seule ulcération dans l'iléon, et en rapport avec celle-ci, un ganglion tuméfié. Nous allons retrouver la même particularité dans le fait communiqué à la Société des hôpitaux par M. Fernet, en 1891 (obs. 19).

Ici, l'observation très détaillée nous donne la physionomie exacte et l'évolution de la maladie. Malheureusement c'est au 15e jour seulement que la malade est entrée à l'hôpital ; les symptômes que son interrogatoire et son examen permirent de constater à ce moment rendaient la méningite évidente.

Mais il n'existait et il n'y avait eu aucun signe positif de fièvre typhoïde. Cependant l'élimination des causes habituelles de la méningite, et en particulier de la tuberculose, basée sur l'absence de tout antécédent et de tout signe actuel, pulmonaire ou abdominal, et sur l'absence d'irrégularité du pouls et de la respiration, et de plus une odeur fécaloïde spéciale de l'haleine, à laquelle M. Fernet attache une certaine valeur diagnostique, lui firent admettre qu'il s'agissait d'une fièvre typhoïde à localisation ménin-

gée. La mort survint le 26ᵉ jour et la nécropsie confirma le diagnostic.

L'intestin présentait une grande plaque de Peyer boursouflée à
la partie inférieure de l'iléon.

D'autre part, il existait une grande quantité de liquide louche
sous l'arachnoïde, principalement à la base. Ce liquide soumis à
l'examen bactériologique, fournit en abondance des cultures pures
présentant tous les caractères connus du bacille d'Eberth.

Est-il possible ici de contester le diagnostic bactériologique ?
Peut-on soutenir qu'il n'y a pas eu de fièvre typhoïde et qu'il
s'agit peut-être d'une espèce microbienne différente ? Ce serait
alors le coli-bacille ; seulement comme il est impossible de lui
attribuer la lésion de la plaque de Peyer, il faudrait admettre une
double infection. Mais le caractère propre de ces associations est
d'exalter les effets pathogènes des micro-organismes alliés, et de
donner lieu à des phénomènes beaucoup plus graves que ceux qui
résulteraient de l'action isolée de chacun d'eux. Or, ici, nous
voyons précisément le contraire, les lésions typhiques ont été
réduites au minimum, et la méningite a évolué avec une lenteur
qui n'est habituelle ni aux méningites aiguës ni aux inflammations
coli-bacillaires en général. L'explication la plus simple et la plus
satisfaisante est donc d'attribuer au bacille typhique l'origine des
lésions du cerveau aussi bien que de l'intestin. La localisation méningée a pu être déterminée par une prédisposition personnelle ou
héréditaire, ou par quelque circonstance particulière dans les conditions de l'infection. Quant à la faible intensité des lésions intestinales, outre qu'elle n'est pas absolument exceptionnelle, elle est
peut-être en rapport précisément avec l'importance prépondérante

du foyer méningé, par suite d'une sorte de compensation qui n'est pas sans exemples en pathologie.

On sait du reste que la fièvre typhoïde peut laisser quelquefois l'intestin tout à fait intact. Le fait a été observé surtout chez des fœtus (Chantemesse) (1) ; mais des faits de Vaillard et Vincent (2), Chantemesse et Widal (3), Vincent (4), Du Cazal (5) tendent à faire admettre que même chez l'adulte il peut exister une forme d'infection typhique sans dothiénentérie.

Vincent (obs. 5) nous fournit aussi un autre exemple de méningite par le bacille d'Eberth. Dans ce cas, la fièvre typhoïde avait eu ses allures et son évolution normales. Elle semblait guérie quand, à la suite d'un écart de régime, une rechute se produisit, qui s'accompagna de phénomènes graves. Le malade succomba le 8e jour de sa rechute. Dans le liquide louche des méninges, comme dans les divers produits morbides qui furent examinés, on trouva le bacille typhique à l'état de pureté. Nous avons dit ailleurs les motifs qui nous font croire à l'exactitude du diagnostic bactériologique dans ce cas. Nous avons souligné notamment la coexistence de la rechute, qui pour nous constitue une présomption en faveur de la nature typhique des complications locales.

Dans les faits que nous avons passés en revue jusqu'ici, la nécropsie a toujours démontré l'existence de lésions intestinales peu marquées parfois, mais suffisantes pour établir le diagnostic de fièvre typhoïde. La méningite n'y apparaît que comme une exten-

(1) *Traité de médecine*, p. 741.
(2) *Soc. des hôp.*, 11 mars 1890.
(3) *Idem.*
(4) *Ann. de l'Inst. Pasteur*, février 1893.
(5) *Soc. des hôp.*, avril 1893.

sion, comme une conséquence de l'infection qui s'est localisée sur le cerveau à une époque plus ou moins précoce, mais s'est dans tous les cas, manifestée comme maladie générale, indépendamment de l'affection cérébrale. Et cela est vrai non seulement pour la complication spéciale qui nous occupe en ce moment, mais pour toutes les lésions locales qu'on a attribuées au bacille d'Eberth. Il semble que ce virus ne puisse produire d'effets pathogènes chez l'homme qu'à la condition d'y réaliser d'abord l'infection de l'économie, soit par l'appareil gastro-intestinal, comme il arrive dans l'immense majorité des cas, soit par la voie sanguine comme dans la forme septicémique, forme d'ailleurs très exceptionnelle et le plus souvent complexe.

Nous sommes donc peu préparés à voir le bacille d'Eberth jouer le rôle d'un germe pyogène banal, et intervenir à la manière des pyocoques comme agent d'infection des plaies. Or cette conséquence s'impose fatalement si l'on admet les conclusions qu'un auteur italien, S. Balp, déduit des recherches qu'il a faites sur un cas de méningite traumatique (obs. 20).

Nous avons tenu à reproduire *in extenso* son observation, d'ailleurs très étudiée, pour permettre au lecteur de se faire par lui-même une idée de ce cas singulier. Pour nous, en admettant même comme démontrée la pureté de ses cultures, nous ne pouvons accepter le diagnostic de Balp; nous estimons qu'il s'agissait dans ce cas du bacille déjà isolé par Neumann et Schaefer, Roux, etc., c'est-à-dire d'une variété de coli-bacille, et non du bacille d'Eberth. Nous allons en dire les raisons.

Outre l'aspect morphologique du bacille et de ses colonies sur les divers milieux, aspect qui n'a rien de décisif, puisqu'il n'existe à ce point de vue aucune différence constante entre le bacille typhi que et le bacterium coli, Balp invoque pour établir son diagnostic les caractères suivants :

1° Mobilité très grande des bacilles en goutte pendante ;

2° Absence de la réaction de l'indol ;

3° Réaction de Frankland ;

4° Irrégularité des cultures sur pomme de terre.

Or nous savons aujourd'hui que ce sont là des propriétés contingentes variables sous certaines influences, dont quelques-unes commencent à nous être connues, en tout cas, insuffisantes pour constituer un criterium. Les mouvements du coli-bacille sont sans doute en général plus lents, mais dans certaines conditions, ils peuvent être très vivaces (1). La réaction de l'indol est aussi inconstante. Toutes ces actions chimiques chez le bacille coli sont sujettes à de grandes variations ; ainsi dans un échantillon provenant d'un cas d'ictère grave, H. Vincent a contaté un affaiblissement considérable du pouvoir fermentatif sur la lactose, propriété sur laquelle est basée essentiellement la différenciation avec le bacille typhique. Quant aux cultures sur pomme de terre, l'auteur reconnaît que les cultures épaisses, colorées ont été quatre fois plus nombreuses que celles qui sont considérées comme caractéristiques du bacille d'Eberth. Or, dans les cas analogues de Neumann et Schaefer, Roux, Adenot, Netter, etc., c'est précisément le développement sur pomme de terre qui a empêché d'assimiler au bacille d'Eberth les microbes trouvés par ces auteurs, et qui par d'autres côtés se rapprochaient plus de celui-ci que du bacterium coli. Le seul fait que les cultures typhiques sur pomme de terre étaient exceptionnelles (1 sur 4) suffirait pour nous faire écarter le

(1) SANARELLI. — *Ann. de l'Inst. Past.* 1892, p. 737.

diagnostic de bacille typhique. Mais que d'autres arguments ne pourrait-on pas ajouter à celui-là ! Formulons-en quelques-uns :

1° L'activité pathogène du virus typhique sur les animaux est exceptionnelle au degré et dans les conditions où Balp l'a constatée : non seulement les cultures fraîches amenaient la mort des cobayes en moins de deux jours, mais des cultures restées six semaines en tubes, sans passer par l'organisme vivant, se sont encore montrées capables de tuer des cobayes en 5 à 6 jours. Pareille durée de la virulence, est bien rarement observée dans les cultures typhiques.

2° Si les cultures de l'auteur italien étaient bien pures, la variété d'aspect des colonies et des microbes isolés constitue un pléomorphisme qu'on ne constate guère dans les conditions habituelles chez le bacille d'Eberth.

3° Il n'existait chez le malade de Balp aucune lésion intestinale, sauf l'augmentation de volume de la rate qui se voit dans la plupart des infections. Or, au 7ᵉ jour de l'invasion typhique, les glandes lymphatiques sont sinon ulcérées, au moins congestionnées et tuméfiées.

4° Enfin, on n'a jamais signalé d'infection typhique locale d'origine extérieure, tandis qu'il a été publié des observations de plaies infectées par le bacterium coli (1).

Toutes ces considérations qui, isolées, n'auraient pas une valeur absolue, acquièrent par leur réunion une force indiscutable. Dans l'hypothèse du bacille typhique, tout serait exceptionnel dans ce cas : la porte d'entrée du microbe, l'intégrité de l'intestin ; la virulence des inoculations ; le pléomorphisme des bacilles ; le développement sur pomme de terre. Concluons donc qu'il ne s'agissait

______

(1) TAVEL. 3ᵉ Assemblée générale des médecins suisses. Berne, 1889.

pas ici du bacille d'Eberth, mais que la méningite a évolué soit sous l'influence d'une infection mixte, soit par suite de la pénétration dans les méninges du coli-bacille, ou au moins d'une espèce fort voisine.

Pour terminer ce chapitre, nous avons encore heureusement à analyser une observation, dont l'importance est capitale. Elle tranche en effet définitivement la question de la méningite par bacille d'Eberth, et donne par là un grand poids aux autres faits que nous avons rapportés et qui, en dépit de leur vraisemblance, restent passibles de quelques objections. Ils datent, en effet, d'une époque où l'on ignorait les caractères qui sont aujourd'hui considérés, depuis le mémoire de Chantemesse et Widal, comme les seuls constants, à la fois nécessaires et suffisants pour affirmer l'identité du bacille typhique : 1° la non-repullulation sur une gélatine ayant déjà servi de substratum à une culture typhique ; 2° l'inaptitude à provoquer la fermentation de la lactose.

Or ces notions nouvelles ont été appliquées à l'étude d'un bacille trouvé dans le pus d'une méningite par deux auteurs italiens, Mensi et Carbone (obs. 21). L'histoire de la maladie rendait déjà probable son étiologie ; il s'agissait, en effet, d'une méningite ayant éclaté à l'issue d'une fièvre typhoïde, après quelques jours d'apyrexie. La mort survint le 5° jour. La nécropsie confirma le diagnostic de fièvre typhoïde et de méningite cérébro-spinale. Le pus ne contenait qu'une seule espèce microbienne, qui, soumise à toutes les épreuves aujourd'hui classiques, se montra différente du bacterium coli et identique au bacille d'Eberth. La courte durée de la maladie rendant inadmissible l'hypothèse que d'autres microbes auraient provoqué la maladie, puis disparu du pus, le rôle étiologique du bacille d'Eberth se trouve ici nettement démontré. Peut-être les auteurs auraient-ils pu spécifier plus expressément qu'ils ont fait des cultures à 35° et des inoculations à la souris pour affirmer l'absence du pneumocoque. Mais il est vraisemblable que ces précautions, surtout la première, n'ont pas été négligées.

Par quelles conclusions convient-il de résumer l'étude que nous venons de faire? Une seule s'impose : à savoir que le bacille d'Eberth peut provoquer des méningites. Quant à chercher dans les faits que nous avons rapportés des indications sur les causes, sur les symptômes propres, sur le siège de prédilection de la méningite typhoïde, il n'y faut pas songer. D'abord ces faits sont trop peu nombreux, et de plus nous ne trouvons pas deux observations présentant un ensemble de caractères communs. Dans le cas de Curschmann, c'est une paralysie ascendante aiguë ; dans celui de Silva, une crise épileptiforme ; dans celui de Kamen, une méningite de la convexité, avec épanchement purulent, fibrineux, concret, au 9ᵉ jour d'une dothiénentérie ; dans celui de Fernet, des accidents cérébraux marquant le début de la maladie et masquant la fièvre typhoïde ; dans celui de Vincent, une méningite diffuse avec plaque d'encéphalite au début d'une rechute ; dans celui de Mensi et Carbone, enfin, une méningite purulente cérébro-spinale apparaissant dans la convalescence. On voit que sous le rapport du début, autant qu'au point de vue du siège, de la symptomatologie, et de la forme anatomo-pathologique, tous ces faits diffèrent sensiblement entre eux.

Maintenant que la possibilité de cette complication est bien établie et que l'attention est appelée sur elle, des faits nouveaux viendront certainement bientôt s'ajouter aux anciens, et leur réunion permettra sans doute d'esquisser une vue d'ensemble que l'insuffisance des documents rend impossible à l'heure actuelle.

CHAPITRE VII

Organes glandulaires.

SOMMAIRE : Testicule. — Épididyme. — Corps thyroïde. — Importance des prédispositions dans la pathogénie des métastases. — Métastases dans les glandes closes.

1° TESTICULE. — Bien que la glande séminale soit beaucoup plus rarement touchée dans la dothiénentérie que dans d'autres maladies infectieuses comme les oreillons, la tuberculose ou la syphilis, on a cependant quelquefois observé, chez des typhiques, l'inflammation du testicule et de l'épididyme. Ces manifestations sont peu intenses, et se terminent en général rapidement par résolution ; mais dans quelques cas le processus plus aigu aboutit à la suppuration et à la destruction de l'organe. On trouvera dans la thèse de Pein (1), cinq observations d'orchite suppurée compliquant la fièvre typhoïde. Nous nous bornons à donner ici celles où l'examen bactériologique a démontré dans le pus la présence du seul bacille d'Eberth.

Car, pour cette complication, comme pour toutes les autres, les infections secondaires entrent en jeu tout aussi bien que le virus spécifique. E. Fraenkel (2) l'a montré dans un cas d'épididymite

(1) PEIN. Paris, n° 227, 1891.
(2) E. FRAENKEL. Hamburg, 1889. *Loc. cit.*

avec prostatite ; le pus ne contenait que le staphylocoque, et tous les efforts pour y déceler le bacille typhique sont restés inutiles.

Cependant, à en juger par le nombre de faits publiés, il semble que l'inflammation du testicule soit le plus souvent produite par le bacille typhique. Chantemesse et Widal ont vu ce microbe dans la glande génitale restée saine, au cours de la fièvre typhoïde ; on conçoit donc que dans quelques cas il puisse s'y développer et y produire des désordres, sous l'influence peut-être de quelques circonstances adjuvantes, comme un traumatisme, une blennorrhagie ancienne, ou toute autre affection capable de retentir sur les organes génitaux profonds.

Mais cette atteinte antérieure est-elle une condition nécessaire de la localisation typhique? Les faits connus ne permettent pas de l'affirmer.

On peut se demander encore si l'infection se fait par la voie sanguine ou par l'urèthre. Comme il s'élimine une certaine quantité de bacilles par l'urine, il est permis d'admettre que ceux-ci pullulent d'abord dans la prostate ou dans l'urèthre profond, puis gagnent le testicule par le canal déférent. A l'appui de cette hypothèse, on peut citer la fréquence, notée par Griesinger et A. Robin (1), du catarrhe des voies urinaires chez les typhiques convalescents ; la miction serait douloureuse dans ces cas. Néanmoins, en l'absence de preuves décisives, l'origine embolique des microbes qui envahissent le testicule nous parait plus probable.

C'est le plus souvent au déclin de la maladie, plutôt même pendant la convalescence que se manifeste l'orchite typhoïde.

Dans les formes légères, qui ne causent pas de douleurs vives

(1) Cf. *Dict. Encyclop. des sc. méd.*, art. Typhoïde, p. 486.

et se terminent en peu de jours par résolution, le début peut être insidieux, et ne s'accompagner d'aucune exacerbation fébrile ; mais dans les formes plus graves, qui doivent suppurer, il y a souvent une brusque ascension de la température et parfois des frissons. Les douleurs sont lancinantes, très vives, puis la glande se tuméfie au point d'acquérir le volume d'une petite orange ; elle est de consistance dure et très sensible à la pression. Le plus souvent l'épididyme reste indemne (5 fois sur 5, thèse de Pein) ; mais ce n'est pas là une règle absolue, car d'autres fois, comme le montre l'observation de Girode (obs. 24), c'est l'épididyme qui est atteint, tandis que le testicule reste sain. Le cordon non plus ne participe guère au processus en général. En somme, on observe là, comme partout ailleurs, ce caractère de l'inflammation typhique de se localiser dans un foyer circonscrit sans tendance à gagner de proche en proche.

La marche de l'affection est lente, c'est au bout de 5 semaines chez le malade de Tavel (obs. 22) ; de 4 semaines chez celui du professeur Jaccoud (obs. 23), que l'abcès a été évacué. Notons que dans ce dernier cas il y a eu une rechute qui a duré seize jours. C'est après la guérison de cette rechute, au bout de trois jours d'apyrexie, qu'est apparue la localisation testiculaire. C'est un nouvel exemple de la relation fréquente que nous avons déjà plusieurs fois signalée entre les rechutes de la fièvre typhoïde et les inflammations locales dues au bacille d'Eberth.

En résumé, l'orchite est une complication exceptionnelle, le plus souvent bénigne, de la fièvre typhoïde. Quand elle se manifeste tardivement, après la chute de la température, elle revêt un caractère plus grave, elle peut amener la suppuration et la destruction de l'organe. C'est le bacille d'Eberth qui paraît en être l'agent habituel.

2° Corps thyroïde. — En passant en revue les divers organes qui peuvent s'enflammer par l'action du bacille d'Eberth au cours de la fièvre typhoïde, nous avons eu l'occasion de nous demander pourquoi le bacille qui, dans la majorité des cas, borne ses effets à la production d'une maladie générale, provoque en outre dans certains cas des lésions locales. Quelle est la cause déterminante de ces complications et sous quelle influence affectent-elles tel ou tel siège, chez l'un les méninges, chez un autre la moelle osseuse, chez un troisième la plèvre, etc. ?

Théoriquement la réponse est facile, et l'on invoque généralement le locus minoris resistentiæ ; mais cette explication reste un peu vague et semble n'être qu'une pétition de principe, à cause des difficultés qu'il y a souvent à démontrer cette diminution de la force de résistance d'un organe et à spécifier en quoi elle consiste. Or, rien de plus probant et de plus instructif à cet égard que l'examen des faits de suppuration du corps thyroïde que nous avons réunis. Sur 4 cas observés dans la fièvre typhoïde, il s'agissait quatre fois d'un organe atteint de goitre ; aussi n'est-ce pas le nom de thyroïdite qui convient en pareil cas, mais bien celui de strumite ; c'est le kyste et non la glande qui s'enflamme.

Il est à peine besoin d'insister sur l'importance de cette distinction, et l'on conçoit aisément que quand la glande thyroïde est envahie par les bacilles, les choses ne se passent pas de la même façon, suivant que l'organe est sain et fonctionne normalement, ou qu'il est, au contraire, modifié dans sa structure et que la circulation et la nutrition y sont déjà troublées.

Le premier fait publié de strumite appartient à **Spirig** (1). En voici le résumé :

Une femme de 22 ans, portant depuis longtemps un goitre, fut atteinte, au milieu de juillet, de fièvre typhoïde avec complication de pneumonie et d'eschare sacrée. Pendant la 5e semaine, le goitre s'enflamma ; le 12 septembre, l'état général s'étant amélioré, elle put venir à l'hôpital. Là on constata l'existence d'une collection purulente dans le kyste thyroïde et on en fit l'ouverture. Le pus recueilli aseptiquement servit à faire quatre préparations sur lamelles et deux cultures sur gélatine étalée en tubes d'Esmarch. L'une des lamelles fut colorée pour la recherche du bacille tuberculeux. On n'y vit aucun micro-organisme. La seconde lamelle, traitée par la méthode de Gram, donna également un résultat négatif. Les deux autres, colorées par le violet de méthyle, laissèrent voir des bacilles analogues au bacille d'Eberth, mais pas de coccus. Enfin les deux tubes d'Esmarch présentèrent chacun 12 à 18 colonies typhiques et 2 ou 3 colonies de staphylocoque blanc. L'auteur n'ose affirmer que le bacille d'Eberth ait été la cause de la suppuration, il constate simplement qu'il peut se retrouver dans le pus de la strumite.

Nous croyons qu'on peut aller plus loin. Si le staphylocoque avait été l'agent de l'inflammation, on l'aurait trouvé comme toujours en abondance dans le pus. Or sur trois lamelles traitées par des procédés capables de le colorer, on n'a pas pu voir un coccus. Il est démontré cependant que dans les infections mixtes, ce n'est pas le staphylocoque, mais bien le bacille typhique qui souffre le plus de la concurrence vitale et qui disparaît le premier, rapide-

(1) *Correspondenzblatt für Schweizer Aerzte*, 1891.

ment même, si l'on en croit les expériences de Vincent. On a trouvé, il est vrai, sur les plaques quelques colonies fluidifiant la gélatine ; mais elles étaient si peu nombreuses, qu'il est permis de les considérer comme des impuretés, surtout si l'on songe qu'il s'agissait du staphylocoque blanc, c'est-à-dire d'un saprophyte qui existe constamment à la surface des téguments et dont on ne peut se débarrasser que par une stérilisation minutieuse de la peau.

A supposer du reste qu'on doive admettre ici le rôle pyogène du coccus, le fait n'en reste pas moins démonstratif : le corps thy-roïde qui a suppuré au cours de la dothiénentérie était en dégéné-rescence kystique et par conséquent constituait un point faible, de nature à favoriser la localisation et le développement des microbes que le sang pouvait y amener.

Dans les trois autres observations de strumite publiées par Tavel, Colzi, et Dupraz, le bacille typhique a été trouvé en culture pure. De plus, le diagnostic bactériologique a été établi par les procédés de recherche les plus sûrs, c'est-à-dire la culture dans le lait, ou en bouillon lactosé. On ne peut donc mettre en doute ici le rôle étiologique, ni l'identité du bacille.

Ce point est d'autant plus intéressant à noter que dans le cas de Tavel (obs. 25), le diagnostic de la fièvre typhoïde n'avait pas été fait. La malade n'avait présenté, avant l'apparition des douleurs et le gonflement de son goitre, que des symptômes très bénins de diarrhée et de fièvre, et cela pendant quelques jours à peine. On n'eût donc jamais songé à considérer ce catarrhe intestinal comme une fièvre typhoïde, si l'examen bactériologique n'était venu démontrer sa nature réelle. Le même fait a été observé deux fois par Tavel.

Il semble donc que le goitre, non seulement favorise la localisation du virus, dans le cas d'une dothiénentérie typique, mais encore qu'elle la rend possible après une ébauche d'infection tellement atténuée, qu'il eût été impossible de la caractériser par ses symptômes généraux et qu'elle eût à peu près passé inaperçue chez un sujet sain. Cet exemple met bien en relief l'importance des prédispositions dans l'étiologie des métastases des états infectieux.

Dans l'observation de Colzi (obs. 26), notons seulement le début dans la 4ᵉ semaine, comme c'est la règle, alors que la fièvre était presque tombée, mais surtout l'intensité, la nature des phénomènes généraux observés, l'abattement et la torpeur du malade, qui ne s'expliquent ni par la violence de la fièvre, ni par la gravité de l'état local, et étaient sans doute en rapport avec les toxines sécrétées et résorbées dans le foyer purulent. Ils rappellent absolument ce qu'on observe chez les animaux porteurs d'un abcès typhique.

Chez la malade de Dupraz (obs. 27), c'est en pleine convalescence, après 15 jours d'apyrexie, que débute la strumite, brusquement, par un frisson, une fièvre élevée. L'évolution ultérieure se fit comme dans les autres cas. Le pus était collecté en une quinzaine de jours et son évacuation amena une guérison immédiate.

En résumé, sur 4 cas de thyroïdites suppurées, dans la fièvre typhoïde, une seule fois les pyocoques accompagnaient peut-être le bacille d'Eberth, encore le cas est-il discutable. C'est donc le virus spécifique qui, le plus souvent, produit aussi la métastase. Ce résultat n'a rien qui doive nous étonner ; en effet, le corps thyroïde étant une glande close et sans communication avec le dehors, ne peut être infecté que par la voie sanguine. Or, ce n'est pas par cette voie que se font habituellement les infections secondaires,

Le sang charrie le bacille typhique, mais il ne contient en général d'autres micro-organismes. que s'il s'est produit préalablement en un point exposé de l'économie une localisation (angine, eschare, phlegmon) qui sert de porte d'entrée au nouvel envahisseur et détermine un degré quelconque de pyémie. Hormis ce cas qui n'est pas le plus fréquent, on ne doit s'attendre à trouver dans le sang et dans les organes clos que le germe de l'affection primitive.

Pour le corps thyroïde en particulier, le fait a été bien mis en lumière par Tavel (1). Dans 18 cas de strumite consécutive à une maladie infectieuse, cet auteur a pratiqué l'examen bactériologique et obtenu onze fois un résultat positif. Il en donne le résumé dans le tableau suivant:

1. Catarrhe intestinal,	Bac. α	bacilles
2. — —	— β	de l'intestin.
3. Gastrite aiguë.	Pneumocoque.	
4. Proctite.	Bacterium coli.	
5. Fièvre typhoïde non diagnostiquée.	Bacille typhique.	
6. — —	—	—
7. Pneumonie	—	Pneumocoque.
8. Ostéomyélite	—	Staphylocoque.
9. Suites de couches	—	Streptocoque.
10. Angine	—	—
11. Sans cause connue	—	Staphylocoque.

On voit que si l'on met à part le troisième cas, dans lequel nous ne savons pas quel était l'agent de la maladie principale, dans tous les autres le pus thyroïdien contenait exclusivement le micro-

(1) Sur l'étiologie de la strumite, Bâle, 1892, Ref. in *C. bl. f. Bact.*, 1893, p. 71.

organisme de l'infection primitive. Les observations de strumite typhoïde concordent avec les résultats de Tavel, car même dans le cas de Spirig, si l'on admet une infection mixte par le bacille d'Eberth et le staphylocoque, la présence de ce dernier s'explique facilement par ce fait qu'il y avait eu antérieurement une eschare sacrée, c'est-à-dire une lésion locale capable d'engendrer la pyémie. Mais d'une façon générale on peut dire que les infections surajoutées sont rares dans la glande thyroïde et il en est vraisemblablement de même dans les autres organes qui se trouvent dans les mêmes conditions d'isolement et d'indépendance anatomique.

CHAPITRE VIII

Os. — Articulations.

1° Os et périoste. — Wyssokowitch a montré que la moelle osseuse est un des organes où s'accumulent de préférence les microbes qui, par une voie quelconque, ont pénétré dans les vaisseaux sanguins et sont entraînés par la circulation. C'est à cette raison sans doute qu'est due la fréquence des inflammations osseuses dans la fièvre typhoïde. Ces manifestations n'ont cependant attiré l'attention des observateurs qu'à une époque relativement récente. La question a été mise à l'ordre du jour par des auteurs anglais (Keen) et français (1), tout d'abord. Sacchi (2) en Italie, Furbringer (3) en Allemagne ont résumé les travaux antérieurs, au point de vue clinique surtout, en y ajoutant quelques faits nouveaux.

Nous avons réuni onze observations d'inflammation osseuse dans lesquelles l'examen bactériologique du pus ou des tissus ma-

(1) Voir pour la bibliographie, Bossières. *Contribution à l'étude des manifestations osseuses et articulaires de la fièvre typhoïde.* Paris, 1890, n° 293. Cf. Sacchi, Furbringer.

(2) Osteoperiostite consecutiva alla febbre tifoïde. *Riv. Veneta di sc. med.* 1889.

(3) Zur Klinik der Knochenentzündungen typhosen Ursprunges. 9° *Congrès de médecine interne.* Wiesbaden.

lades a démontré la présence exclusive du bacille d'Eberth. De ces
onze faits, trois au moins présentent une certitude complète en ce
qui concerne l'authenticité du micro-organisme qui y a été trouvé
(obs. de Barbacci, Dupraz, Melchior) (1). En effet, le diagnostic
du bacille d'Eberth, et du bacterium coli y a été fait par la culture
sur lait stérilisé ou en bouillon lactosé. Les neuf autres cas datent
d'une époque où l'on considérait les caractères morphologiques et
les cultures, sur pomme de terre notamment, comme suffisants pour
distinguer le bacille typhique. On ne peut donc les admettre
qu'avec certaines réserves.

Il faut remarquer cependant que le bacille typhique ne peut
être confondu qu'avec une des variétés du bacterium coli, et nous
ne sachons pas que ce microbe ait été trouvé jusqu'ici dans des
foyers d'inflammation osseuse. Aussi, sans exclure la possibilité
d'une ostéomyélite par le bacille d'Escherich, pensons-nous que
son rôle pathogène dans l'ostéite est au moins douteux et en tous
cas exceptionnel, tandis que celui du bacille typhique est établi par
des faits indiscutables. En somme, nous ne sommes pas obligés ici
à la même circonspection que lorsqu'il s'agit de lésions comme la
péritonite ou la méningite, dans lesquelles le coli-bacille est un
facteur étiologique d'importance prépondérante. Nous ne discuterons donc pas davantage sur l'identité des bacilles trouvés dans les
cas d'ostéite que nous avons réunis, et, sauf la réserve que nous
avons exprimée d'une façon générale, nous considérerons que
c'était bien du bacille d'Eberth qu'il s'agissait dans les onze faits
que nous rapportons, et d'après lesquels nous allons essayer de
tracer les caractères de cette complication.

(1) Voir à l'appendice les observations 27 à 37.

Et d'abord le *début*, comme dans toutes les inflammations typhiques, est en général tardif. Une seule fois, la lésion s'est manifestée le 13e jour (Ebermaier, obs. 12). Dans tous les autres cas, c'est quand la fièvre est tombée, ou même quand le malade est déjà entré en convalescence, que le mal local fait son apparition, dans la 6e, 7e, 8e semaine, parfois plus tard encore.

Le plus souvent il est impossible d'assigner une cause quelconque à cette complication. Dans trois cas seulement on a cherché une explication, et incriminé : une fracture ancienne (Mouisset); un état local antérieur à la maladie fébrile (Dupraz) ; enfin un traumatisme (Valentini). Des deux premiers motifs nous ne dirons rien, sinon qu'il est assez naturel d'admettre qu'un désordre ancien ou récent ait créé dans le squelette un lieu de moindre résistance, où les bacilles se cantonnent de préférence.

Quant au traumatisme, on lui a attribué une importance plus générale, et certains auteurs ont exprimé cette opinion que les ostéo-périostites se développent à la suite d'un choc subi par le malade quand il se lève, ou en particulier quand on le porte dans la baignoire pour le traitement par la méthode de Brandt. A l'appui de cette manière de voir, on fait remarquer que le tibia est le siège le plus fréquent des ostéites typhiques, parce que c'est l'os le plus exposé à heurter soit le cadre du lit, soit les bords de la baignoire. Si cette circonstance n'est pas plus souvent notée, c'est, dit-on, parce que les malades plongés dans la stupeur sont peu sensibles à la douleur de ces chocs et ne s'en plaignent pas, ou bien n'en conservent pas le souvenir. Quelle part de vérité y a-t-il dans cette hypothèse? il est difficile de le décider. Il faut toutefois observer que la localisation fréquente au tibia n'a peut-être pas toute la signification qu'on lui attribue et que d'autres circonstances peuvent déterminer ces localisations. Ainsi, d'après Helferich, l'inflammation typhique est fréquente à l'extrémité antérieure des côtes. Or, ce n'est pas au traumatisme, mais à une sorte de modification du tissu cartilagineux, qu'est due l'inflammation dans ces cas.

La seule influence qui paraisse avoir une valeur étiologique est celle de l'âge. Si l'on excepte une femme de 50 ans (Achalme, obs. n° 29), tous les autres malades, dont l'âge est noté, étaient jeunes (11, 12, 12, 18, 18, 19, 19, 19, 22 ans). Or si la fièvre typhoïde est plutôt une maladie de jeunesse, elle est plus fréquente de 20 à 30 ans, que de 15 à 20, et dans nos autres chapitres, l'âge moyen des malades est différent de celui que nous indiquons ici. Il semble donc bien que la suractivité physiologique de la moelle osseuse à cet âge se transforme aisément en inflammation, sous l'influence irritante du virus typhique.

Et ce n'est pas là une simple vue de l'esprit : On sait combien sont fréquentes les fièvres dites de croissance, qui ne sont autre chose que des infections légères localisées dans la moelle osseuse. Quant à la fièvre typhoïde elle-même, son action sur le squelette est bien connue et depuis longtemps démontrée. Il suffit d'en donner pour preuve la croissance exagérée qu'on peut constater si souvent chez les enfants au sortir de cette maladie, et les vergetures qu'on observe parfois et qui démontrent d'une façon irréfutable l'allongement rapide qu'ont subi les os au cours de la pyrexie.

Une autre circonstance, qui paraît en rapport avec l'apparition des ostéo-périostites, et en général de toutes les complications inflammatoires, c'est l'existence d'une rechute de la dothiénentérie. Elle est signalée trois fois sur nos onze cas, ce qui donne une moyenne de 27 0,0, bien supérieure à la moyenne des rechutes en général. Sur l'ensemble de nos 42 observations, si nous éliminons celles où les détails cliniques manquent, et qui ne peuvent, par conséquent, pas entrer en ligne de compte ; si nous en défalquons encore cinq, où, la mort étant survenue de bonne heure, il ne peut être question de rechute, il nous reste 29 cas, sur lesquels la rechute est notée 8 fois ; ce qui nous donne la même proportion que tout à l'heure, soit environ 27 0,0 ; encore ne comptons-nous que les cas absolument indiscutables, avec nouvelle éruption de taches rosées, etc... Dans les trois cas d'ostéite, la rechute a précédé l'apparition de la lésion locale ; une fois (Colzi. obs. 28) elle s'est produite le 22ᵉ jour, l'ostéite n'a débuté que le 43ᵉ. Une autre fois (Valentini. obs. 27) elle éclate le 19ᵉ jour, précédant de 5 jours les premières douleurs osseuses. Enfin chez la malade de Mouisset (obs. 30) il y avait eu plusieurs rechutes et c'est à la convalescence définitive que les symptômes d'ostéite se manifestèrent.

Nous avons vu que chez les animaux d'expérience, porteurs d'un abcès typhique, on pouvait observer des rechutes sous l'influence d'un désordre spontané ou provoqué de l'état général. La filiation des phénomènes en pareil cas se conçoit aisément. Les bacilles, qui ont conservé toute leur virulence, végètent dans un petit foyer, mais sans pouvoir pulluler abondamment, gênés qu'ils sont dans leur développement par l'activité des phagocytes qui les détruisent sans cesse. Mais qu'une cause quelconque vienne diminuer la résistance de l'économie, entraver l'afflux des leucocytes, ou paralyser leur vitalité, et aussitôt, les bacilles, maîtres du terrain, se développent à l'infini, se répandent, eux et leurs toxines, dans l'organisme affaibli et réalisent ainsi une infection générale, identique à celle qui se produirait chez un animal neuf.

Les choses se passent-elles toujours de la même façon chez l'homme? Il semble que, dans certains cas, la lésion locale apparaît plutôt comme la conséquence que comme la cause de la rechute. Le processus reste d'ailleurs à peu près le même. Les bacilles ne disparaissent pas du corps tout d'un coup, quelques-uns persistent dans différents organes, inoffensifs tant que les cellules, de mieux en mieux adaptées à la lutte, exercent normalement leurs fonctions. Mais s'il survient un accident, un écart de régime, qui trouble l'état général, le développement de ces bacilles se trouve facilité, ils envahissent l'économie et il se produit une rechute, c'est-à-dire une nouvelle infection générale. Au cours de celle-ci, les bacilles sont entraînés par le sang dans les différent organes. L'économie étant déjà en partie vaccinée à ce moment, la destruction des germes se fait en général rapidement. Mais si, dans un de ces organes, par une cause quelconque, soit un traumatisme ancien ou récent, soit un désordre anatomique ou fonctionnel, la circulation sanguine ou lymphatique se trouve gênée, si la vitalité des cellules est amoindrie, alors les phagocytes ne peuvent remplir victorieusement leur mission, et la lutte qu'ils engagent contre leurs ennemis, au lieu de se terminer par la destruction de ceux-ci, aboutit seulement à une réaction inflammatoire, sous forme de suppuration, d'exsudation séreuse, de formation néoplasique, etc. Mais ces phénomènes même témoignent d'une lutte, et ils manquent dans l'infection primitive, parce qu'à ce moment les cellules non vaccinées sont incapables d'opposer la résistance qui se manifeste par les signes de l'inflammation.

Il y a quelque chose de paradoxal dans cette conception, que des organes qui restent sains avant la vaccination, deviennent le siège de lésions plus ou moins graves quand l'organisme est devenu, dans une certaine mesure, réfractaire. Mais il ne faut pas perdre de vue cette loi de pathologie générale, que les lésions locales ont pour but et pour effet d'atténuer l'infection, et de fait, dans une rechute de fièvre typhoïde, si nous voyons des complications inflammatoires, purulentes ou autres, que l'on observe très rarement au début de l'affection, par contre la gravité et la durée de cette seconde infection, sont bien moindres que celles de l'atteinte primitive.

Cela n'implique, pas du reste, que dans la pratique ces réactions inflammatoires soient toujours favorables. loin de là ; la pathologie nous offre bien des exemples de maladies où la réaction est plus dangereuse que l'infection. Dans la fièvre typhoïde, en particulier, si la réaction se produit dans un organe délicat et essentiel à la vie (méninges, endocarde), ses conséquences peuvent être plus funestes que la pyrexie elle-même. Nous avons du reste exprimé déjà cette idée dans un chapitre précédent et nous ne voudrions pas trop y insister, à cause de son apparence hasardée ; il nous semble pourtant que c'est une déduction que la logique impose.

En tout cas. quelque théorie que l'on adopte pour l'expliquer, la coïncidence des rechutes et des inflammations locales dans la fièvre typhoïde, est un fait qui s'observe fréquemment. Il nous a paru utile d'attirer l'attention sur ce point.

Après cette parenthèse un peu longue, nous revenons aux particularités que présentent les ostéites typhiques.

L'os le plus souvent atteint, comme nous le disons plus haut, est le tibia (9 fois sur 11 cas). La lésion occupe ordinairement la diaphyse, vers l'extrémité supérieure, plus rarement vers l'extrémité inférieure. Parmi les autres segments du squelette, nous voyons signalés les métatarsiens (2 fois, Ebermaier), le cubitus (Ebermaier), l'os coxal (Ebermaier, sans examen bactériologique). Cette dernière localisation est exceptionnelle. En général ce sont les os longs qui sont touchés dans leur diaphyse.

D'après Helferich et Bergmann (1), les côtes seraient assez fréquemment le siège de lésions typhiques, soit à l'union du cartilage et de l'os, soit dans le cartilage même. Ces périostites ou périchondrites, auraient quelques caractères spéciaux. Au lieu de se produire chez des adolescents, elles s'observeraient surtout chez les adultes, de préférence même à un âge assez avancé (31 à 63 ans, Helferich). Les modifications apportées par l'âge dans le tissu cartilagineux, créeraient les conditions favorables à leur développement. Il se formerait de petites fistules, sécrétant peu abondamment, et conduisant sur le périchondre épaissi ; il y aurait souvent calcification et formation de séquestre dans le cartilage ; enfin ces lésions retentiraient fort peu sur l'état général.

Quoique Helferich déclare que ces désordres soient, sans aucun doute, imputables directement au bacille typhique, il ne spécifie pas qu'il ait fait l'examen bactériologique des huit cas examinés par lui. Pour notre part, nous connaissons l'observation personnelle d'un médecin des hôpitaux qui, cliniquement, concorde parfaitement avec la description d'Helferich. A noter dans ce cas, la longue durée de l'affection, les alternatives de guérison appa-

(1) *Berlin. klin. Woch.*, 1890, I, 979.

D.

rente et de recrudescence de la fistule, enfin la guérison sans opération (il n'y a pas eu non plus d'examen bactériologique).

L'observation de Barbacci que nous rapportons est aussi tout
à fait analogue comme siége et comme forme de la lésion. Or, dans
ce cas, l'examen minutieux, comprenant entre autres recherches,
des cultures sur lait stérilisé, a démontré qu'il n'existait dans le
pus, que le seul bacille d'Eberth.

Quelle que soit leur localisation, les ostéomyélites typhiques s'accompagnent presque toujours de symptômes fébriles assez accentués. L'ascension thermométrique qu'elles déterminent est d'autant
plus nette et facile à constater, qu'en général la température était
redevenue normale avant leur apparition. Quelquefois pourtant, on
a noté la persistance anormale de températures sub-fébriles, surtout le soir, pendant l'intervalle qui s'est écoulé entre le début de
la convalescence et les premiers symptômes de l'ostéite. Mais dans
tous les cas, la fièvre reprenait assez intense (jusqu'à 40°) avec
l'apparition des douleurs locales.

Ces douleurs sont le premier signe qui attire l'attention du médecin sur l'existence d'une complication. Elles sont d'abord diffuses,
errantes, puis elles se fixent et acquièrent souvent une grande
acuité. Elles procèdent surtout par paroxysmes. D'après quelques
auteurs (Furbringer), les exacerbations seraient de préférence
nocturnes. Toutes nos observations concordent à nous montrer
l'importance et l'intensité de la douleur.

En même temps que la souffrance, on constate les autres signes
de l'inflammation, rougeur, gonflement, etc. Les cas où l'examen
bactériologique a été fait, sont naturellement ceux où le chirur-
gien a dû intervenir, puisque c'est le pus, ou le tissu néoplasique,

qui ont servi aux recherches. Mais si l'on en croit les cliniciens, qui ont fait le diagnostic par analogie chez des malades ayant guéri spontanément, la résolution serait de beaucoup la terminaison la plus fréquente. On n'a malheureusement pas la certitude, en pareille occurrence, que le processus était bien dû au bacille d'Eberth.

Si l'inflammation ne rétrocède pas d'elle-même, elle aboutit soit à la suppuration, soit à la formation d'une sorte de tumeur osseuse. Dans le premier cas, on observe les symptômes habituels des collections purulentes : œdème, fluctuation, etc. Ce dernier signe se montre au bout de huit à douze jours en moyenne, quelquefois plus tard. Le pus est en général peu abondant, bien lié, sans odeur. Il ne semble présenter aucun caractère spécial, sauf peut-être sa riche... en globules rouges. Dans plusieurs observations (Colzi, Valentini, Melchior), on a noté la couleur rougeâtre ou brune de l'exsudat.

Quelquefois même l'incision de la collection ne donne pas issue à du pus, mais à un sang brunâtre dans lequel le microscope seul permet de déceler la présence de cellules du pus (Ebermaier, Dupraz). Nous avons vu que cette propriété hémorrhagipare du bacille typhique peut être souvent constatée dans les exsudats qu'il provoque (1).

L'évacuation du foyer amène la disparition de tous les symptômes et est ordinairement suivie d'une guérison complète et rapide. Mais il y a des cas rebelles et de plus il peut se produire des récidives *in situ* ou dans d'autres points du squelette.

Outre les deux formes que nous venons d'indiquer, suppuration et collection hémorrhagique, il existe une autre variété d'ostéite

(1) SANARELLI. *Loc. cit.*

typhique, décrite dans les observations de Orloff, et de Péan et Cornil. Il s'agit d'une sorte de nécrose superficielle, avec formation d'un tissu de granulations et production d'une exostose. Voici de quelle façon les choses se présentaient au point de vue de l'anatomie pathologique :

Au-dessous de la peau œdématiée, le bistouri rencontre des tissus infiltrés, épaissis, puis il arrive dans une cavité remplie de pus, de sang, ou d'un tissu de granulations. Cette cavité est située sous le périoste, sa paroi profonde est constituée par la surface de l'os dépoli et rugueux.

Au-dessous de celle-ci, existe une autre cavité creusée dans l'épaisseur de la paroi osseuse, séparée de la première par les lames les plus superficielles de l'os et communiquant avec elle par un ou plusieurs trajets ; c'est la disposition dite en bouton de chemise. Cette seconde cavité intra-osseuse résulte d'une sorte de nécrose ou de résorption du tissu normal et elle est comblée par un tissu de granulations. La moelle centrale n'est pas intéressée dans le processus.

Cette forme affecte une marche chronique très lente. Dans les deux observations précitées, c'est huit mois après la fièvre typhoïde qu'on a dû recourir à l'opération. De plus, l'évolution est irrégulière, elle se fait par poussées alternant avec des périodes plus ou moins longues d'arrêt ou de régression de la tuméfaction et des phénomènes douloureux. Ceux-ci, comme nous l'avons déjà fait remarquer, sont très intenses et peuvent devenir intolérables. La lésion est unique ou multiple et après la guérison spontanée ou opératoire du foyer primitif, il peut s'en manifester de nouveaux (obs. de Péan et Cornil).

Les ostéites suppurées sont en général d'une durée bien moindre ; sur nos onze observations, l'incision a été faite quatre fois, onze jours au plus après le début (obs. de Valentini, Achalme, Ebermaier, I et II); deux fois trois semaines après (obs. Colzi, Dupraz); une fois au bout d'un mois (obs. Mouisset). Dans un huitième cas (obs. Barbacci), l'opération n'a été pratiquée qu'au bout de cinq semaines, mais elle aurait pu être faite beaucoup plus tôt et n'a été différée qu'en raison de la faiblesse du malade. En somme, on peut dire que huit fois sur onze, il y avait une collection purulente complètement formée en moins d'un mois. Dans tous les cas, la guérison a été obtenue sans récidive.

Des trois autres cas, deux (obs. Orloff, Péan et Cornil) ont trait à des lésions sans suppuration que nous avons décrites ci-dessus. Reste enfin le onzième cas, celui de Melchior, qui offre un intérêt particulier, et au sujet duquel il importe d'entrer dans quelques détails.

En opposition avec les ostéites typhiques communes, qui apparaissent à la fin de la maladie, ou dans les premiers jours de la convalescence, qui s'accompagnent de fièvre, de douleurs vives et se terminent rapidement en une à quatre semaines par suppuration, on peut observer aussi, quoique bien plus rarement, des accidents d'un tout autre aspect, plus tardifs dans leur apparition, plus lents et plus silencieux dans leur marche, provoquant un minimum de réaction générale ou locale, fort analogues, en somme, à des abcès froids. En présence de telles manifestations, le médecin se trouve souvent très déconcerté ; nous allons décrire un cas de ce genre dont nous avons eu connaissance, et qui nous semble caractéristique.

Un jeune garçon, convalescent, depuis deux à trois mois, d'une fièvre typhoïde, qui l'avait laissé faible, pâle, anémié, est pris de douleurs vagues dans tous les membres, et d'une sorte de malaise général. Bientôt on constate de la raideur, puis de la rougeur et du gonflement des mains. Toutes ces manifestations se produisent successivement et avec une grande lenteur. Plus tard, les pieds se prennent de la même façon. Comme ce sont les os qui sont atteints, qu'il n'existe ni douleurs aiguës, ni fièvre notable, on fait le diagnostic de rhumatisme chronique, rhumatisme osseux. Mais peu à peu, le mal progresse, la tuméfaction augmente, la peau est lisse, tendue, œdémateuse, les lésions marchent évidemment vers la suppuration; il ne peut plus être question de rhumatisme, et l'on se rattache à l'idée de la tuberculose. Finalement, les téguments se rompent, laissant à vif des plaies, d'où suinte une sécrétion peu abondante, puriforme. A ce moment on propose une opération qui est repoussée et le malade est envoyé à Salies-de Béarn. Là, le médecin consultant trouve dans l'aspect des ulcérations, dans la nature de l'exsudat, des caractères qui ne rappellent pas la tuberculose. Il s'enquiert des antécédents et conclut à l'origine typhique des lésions. L'événement confirma ce diagnostic, car trois mois après, l'enfant était complètement et définitivement guéri sans opération, d'accidents qui avaient duré plusieurs mois.

Bien qu'il n'ait pas été fait d'examen bactériologique dans ce cas, nous avons cru pouvoir le donner comme un exemple propre à illustrer la description théorique de cette complication imparfaitement connue et rarement observée.

Dans l'observation de Melchior il s'agit aussi d'un jeune garçon qui, après une fièvre typhoïde, présenta une série d'abcès osseux et musculaires. Ces abcès récidivants, rebelles à l'intervention chirurgicale, et qui se développaient sans réaction, à la manière d'abcès froids, se prolongèrent pendant plus d'un an et n'avaient pas encore totalement disparu au moment où fut prise l'observation. Dans le pus des abcès, on avait, à plusieurs reprises, constaté la présence exclusive de bâtonnets analogues au bacille d'Eberth, mais on n'avait pu obtenir de cultures. Melchior, au contraire, sur les milieux ensemencés avec le pus, vit se développer des colonies qui toutes étaient constituées par un seul et même microbe, à savoir le bacille d'Eberth. L'identité de celui-ci fut établie avec une certitude indiscutable par les procédés les plus récents et les plus fidèles : cultures sur lait, en bouillon lactosé, sur milieux colorés, etc. On a donc, au moins dans ce cas, la preuve que le processus chronique que nous avons décrit était bien déterminé par le bacille de la fièvre typhoïde. MM. Chantemesse et Widal ont aussi observé un fait analogue, et constaté la présence du seul bacille d'Eberth dans des abcès froids, 15 mois après la guérison de la pyrexie. Le fait sera ultérieurement publié.

On peut en somme recoanaitre quatre types principaux d'ostéite typhique :

1° Une forme bénigne, rhumatoïde, se terminant spontanément par résolution ;

2° Une forme aiguë suppurée avec phénomènes généraux et locaux très accentués, aboutissant à la suppuration après une à quatre semaines environ ;

3° Une forme chronique suppurée débutant plus tardivement, évoluant très lentement, avec des symptômes inflammatoires réduits à leur minimum, comme dans les abcès froids :

4° Enfin, une forme chronique non suppurée, très douloureuse, procédant par poussées intermittentes, avec formation d'exostoses.

Chacune de ces formes doit être étudiée à part au point de vue du *diagnostic*. La seule considération qui soit applicable à tous les cas, il est à peine besoin de le dire, c'est l'examen minutieux des commémoratifs et la notion bien établie d'une fièvre typhoïde quelques jours ou quelques semaines avant le début de l'affection osseuse.

Cette relation chronologique suffira le plus souvent à déterminer la nature vraie des ostéites rhumatoïdes qui n'ont guère de caractères spéciaux, sauf peut-être la prédominance des douleurs nocturnes et la rapidité même de la résolution spontanée.

La forme aiguë suppurée peut présenter la plus grande ressemblance avec l'ostéomyélite des adolescents. Comme elle, elle se montre surtout de 10 à 20 ans ; elle a comme elle le tibia pour siège d'élection ; comme elle encore, elle s'accompagne de douleurs vives, de fièvre intense, de phénomènes généraux sérieux. En fait, il peut être difficile de distinguer une fièvre typhoïde avec localisation osseuse, d'une ostéomyélite avec symptômes généraux. Cependant, dans la fièvre typhoïde, la maladie générale précède de plus longtemps l'affection osseuse, qui n'apparaît le plus souvent qu'après la guérison de la pyrexie : au contraire, dans l'ostéomyélite, le mal local et les symptômes généraux suivent une marche à peu près parallèle, plus aiguë et plus rapide ; l'inflammation osseuse prend tout de suite une gravité bien plus grande ; elle débute presque toujours par le cartilage juxta-épiphysaire et s'étend en quelques jours à la diaphyse et à l'articulation, du moins dans la forme phlegmoneuse diffuse, la seule

dans laquelle l'état général puisse simuler une dothiénentérie.
L'ostéite typhique occupe presque toujours la diaphyse; même
lorsqu'elle atteint un haut degré d'acuité, elle est essentiellement
circonscrite et ne montre aucune tendance à l'envahissement.
Enfin, dès que la suppuration est établie, l'examen bactériologique
lèvera tous les doutes.

Quand elle affecte une marche chronique, l'ostéite Eberthienne
peut être confondue surtout avec la tuberculose. L'examen des
antécédents est encore ici le guide le plus sûr; de plus, le siège
initial de l'inflammation n'est pas le même dans les deux maladies. C'est le périoste et les lames superficielles du tissu compact
de la diaphyse qui sont attaqués d'abord dans l'ostéite typhique.
La tuberculose au contraire débute dans l'épaisseur du tissu spon-
gieux au niveau des épiphyses et tend à gagner l'articulation. L'exacerbation nocturne des douleurs serait encore un bon signe en
faveur de la nature typhique de la lésion. Enfin, le pus tuberculeux diffère absolument du pus typhique, qui est bien lié, sans
grumeaux, crémeux, ou plus souvent fluide, fréquemment de couleur brune ou rougeâtre.

Le diagnostic peut quelquefois se poser entre l'ostéite typhique
et l'ostéite syphilitique. Lorsque la lésion ne provoque pas de
fièvre, qu'elle n'a aucune tendance à suppurer, que les douleurs
vives, ostéocopes s'exagèrent la nuit, qu'il se forme sur l'os atteint
une tumeur dure de constitution osseuse, en pareil cas, il est
impossible de se prononcer d'après les seuls caractères de l'accident local; tout au plus pourrait-on tenir compte de la symétrie
des lésions, fréquente dans la syphilis; de l'existence sur le corps,
sur les jambes, de quelque cicatrice, d'un stigmate révélateur;

l'embarras resterait grand si l'histoire du malade, des circonstances pathologiques ayant accompagné ou précédé la localisation, ne venait presque toujours dissiper l'incertitude. Enfin, le critérium absolu sera fourni par le résultat du traitement spécifique.

Le *pronostic* des ostéites typhiques varie selon la forme que revêt l'inflammation. Favorable, dans tous les cas, jusqu'à un certain point, puisque jamais la mort n'est le résultat de la complication, il est cependant plus ou moins sérieux en raison de l'intensité du processus, de sa durée, des souffrances qu'il occasionne, de l'intervention chirurgicale qu'il peut nécessiter, enfin des troubles de l'état général qu'il détermine et de la cachexie qu'il engendre parfois.

Le type rhumatoïde est bien entendu le plus bénin. Les formes aiguës s'accompagnent des phénomènes fébriles et douloureux communs à tous les abcès chauds et exigent comme eux l'emploi du bistouri. Peut-être offrent-elles une température plus élevée, moins rémittente et surtout un état de stupeur, dû sans doute à la résorption des toxines typhiques. Mais par contre, ces formes ont une évolution courte, présentent un foyer unique, guérissent rapidement par l'incision, et ne paraissent pas sujettes à récidiver.

Dans les périostites chroniques, au contraire, outre que les douleurs sont parfois très vives, il existe souvent plusieurs foyers rebelles qui, même après opération, ont tendance à se reproduire.

Il est intéressant de noter que la gravité des accidents, si par ce mot on entend leur ténacité et leur résistance au traitement, est en raison inverse de l'acuité des symptômes. On a là une preuve de plus que l'intensité des phénomènes inflammatoires, dénote seulement la vigueur avec laquelle l'organisme se défend contre les germes infectieux qui l'assaillent. C'est un fait bien connu que les réactions rapides, violentes, sont l'apanage des constitutions jeunes et robustes ; tandis que l'absence ou l'atténuation des symptômes dénote l'affaiblissement, la déchéance de l'économie.

Sans doute les qualités intrinsèques des microbes, le degré ou la modalité de leur virulence influent sur l'aspect clinique des accidents qu'ils provoquent ; mais c'est surtout l'organisme lui-même, par le plus ou moins de promptitude, d'énergie et d'efficacité des défenses qu'il oppose à l'envahisseur, qui donne à l'inflammation son cachet spécial. Ainsi l'on sait que les bacilles typhiques, retirés de ces foyers chroniques où ils persistent depuis des mois, sont doués d'une virulence très grande (Roux) (1). Melchior a aussi constaté chez les animaux l'activité pathogène des bacilles qu'il a trouvés dans les abcès froids de son malade. Ce n'est donc pas l'atténuation des bacilles qui cause en pareil cas l'atténuation des symptômes, mais bien l'insuffisance ou le mauvais fonctionnement de la phagocytose. En d'autres termes, l'existence de lésions sans phénomènes réactionnels dans un organe n'implique pas une diminution de la vitalité des microbes, mais un trouble physiologique de cet organe, ou bien un état défectueux de l'économie tout entière.

[Ce que nous avons dit dans ce chapitre se rapporte uniquement à des lésions où le bacille d'Eberth était seul en cause. Nous aurions voulu rechercher si, dans les cas où d'autres microbes interviennent, les symptômes revêtent une autre physionomie, mais les observations de ce genre qui ont été publiées ne sont ni

(1) Cours oral de l'Institut Pasteur, 1893.

assez nombreuses ni assez détaillées pour permettre une comparaison utile.]

2° ARTICULATIONS. — *Synoviales tendineuses.* — Contrai·
rement à ce qu'on observe dans d'autres maladies infectieuses
où les métastases qui se produisent sur les membres affectent de préférence les séreuses articulaires, les arthrites sont dans la fièvre
typhoïde d'une rareté exceptionnelle. Nous ne voulons pas entrer
ici dans le détail de la question, en ce qui concerne l'historique
et la clinique ; on trouvera des renseignements à ce point de vue
dans les thèses de Bourcy (1882), Fouque (1885), Bosnières
(1890). Nous retracerons seulement dans ses grandes lignes le
tableau de cette affection, telle qu'elle apparaît d'après les travaux
modernes, en particulier ceux de Witzel (1), et de Freyhan (2),
à qui nous empruntons les principaux traits de notre description.

Un des caractères de l'arthrite typhique serait d'envahir d'abord
plusieurs jointures à la fois, pour disparaître ensuite complètement,
ou bien se fixer dans une articulation et y amener des désordres
plus profonds. C'est à la fin de la fièvre typhoïde, au moment de
la défervescence ou pendant la convalescence que se montrent les
premiers symptômes. L'intensité de l'inflammation est très variable. Le plus souvent il s'agit simplement de douleurs qui disparaissent sans laisser de traces. Il peut s'y joindre un épanchement
séreux ; enfin dans des cas plus rares, il se développe une arthrite
véritable avec ses signes et ses conséquences. Il n'y a pas de
siège de prédilection. On a observé l'inflammation du genou, de
la hanche, du poignet, du coude, du cou-de-pied ; cependant le

(1) *Die Gelenk und Knochenentzündungen bei akutinfectiösen Krankheiten*
Bonn, 1880.

(2) *Gelenkaffectionen beim Typhus.* Berliner Klinik, 1891.

processus parait revêtir une gravité plus grande au genou et à la hanche.

Il y a le plus souvent des symptômes fébriles concomitants, au moins au début des accidents locaux. Le pronostic est favorable, la guérison est de règle ; la suppuration serait même très rare d'après Freyhan.

Quant à l'étiologie, elle est absolument ignorée. S'agit-il d'infection secondaire ou d'une localisation du bacille d'Eberth ? On ne peut émettre à ce sujet que des hypothèses.

L'affection est rare par elle-même, elle n'a pour ainsi dire jamais été étudiée au point de vue bactériologique. Nous n'avons trouvé qu'une seule observation où l'épanchement articulaire ait été examiné et cultivé, c'est chez un malade de Danlos (1), qui presque dès le début de sa maladie (5e jour) avait présenté de l'arthrite des deux genoux, des coudes, des hanches et de la main droite. Toutes ces jointures étaient douloureuses ; de plus les genoux étaient rouges et augmentés de volume. La mort survint au 18e jour ; aucune des arthrites n'avait suppuré. Le diagnostic, qui était resté douteux, fut établi par l'autopsie. Sur toute la longueur de l'intestin grêle, les plaques de Peyer étaient ulcérées ou congestionnées. Le liquide du genou et le sang, recueillis du vivant du malade par M. le professeur Straus, furent ensemencés par lui dans divers milieux, mais les cultures restèrent stériles. Il n'y a pas lieu de s'étonner d'un insuccès qu'on éprouve fréquemment quand on cultive des liquides séreux ; nous n'en sommes pas moins privés, par ce résultat négatif, d'un document intéressant et capable

(1) DANLOS et STRAUS. *Société des hôpitaux*, 1887.

d'éclairer la question. L'étude microbienne des arthrites typhoïdes reste complètement à faire.

Nous devons rapprocher de l'inflammation des synoviales articulaires, celle des gaines tendineuses. Cette complication, encore plus rare peut-être que l'arthrite, a été récemment observée chez un enfant par M. Grancher (obs. 38). Vers la fin de la troisième semaine d'une fièvre typhoïde légère, alors que la température commençait à baisser, l'enfant se plaignit de douleurs vagues dans les membres inférieurs. Deux jours plus tard, le cou-de-pied gauche était rouge et enflé, et huit jours après, la fluctuation étant manifeste, on fit une incision pour évacuer le pus. L'os n'était pas atteint, la synoviale seule était malade, et le pus contenait à l'état de pureté le bacille d'Eberth. Un fait intéressant à noter, c'est que quelques jours plus tard, il se produisait une rechute caractéristique, au cours de laquelle survint une phlegmatia alba dolens, dont malheureusement il n'a pas été possible de rechercher l'étiologie, mais qu'on peut, avec quelque vraisemblance, attribuer, comme la synovite, au bacille de la fièvre typhoïde.

CHAPITRE IX

Tissu cellulaire. — Muscles.

SOMMAIRE : Les suppurations cutanées : ecthyma, furoncles, abcès. — Cause de la pyémie. — Abcès typhiques.

De tous les incidents qui surviennent dans le décours et la convalescence de la fièvre typhoïde, aucun n'est assurément plus commun que les suppurations du tissu cellulaire. On peut même dire que leur apparition est presque de règle, et cela était encore plus vrai naguère, avant l'emploi systématique des bains comme méthode de traitement. Leur forme varie depuis la pustule d'ecthyma jusqu'au phlegmon diffus : le plus souvent, ce sont des furoncles ou de petits abcès. Elles n'ont pas de préférence pour une région quelconque et se présentent indifféremment sur toute l'étendue des téguments, au cuir chevelu comme au tronc ou aux membres inférieurs. Elles n'ont, en général, aucune gravité et guérissent même souvent spontanément sans s'ouvrir.

Leur étiologie, longtemps incertaine, est aujourd'hui bien connue, grâce à de nombreuses recherches. MM. Chantemesse et Widal, Netter (1), Laveran (2), Vincent, etc., ont constamment trouvé dans ces abcès les germes pyogènes vulgaires, et particulièrement le staphylocoque.

(1) NETTER. *Soc. des hôpitaux*, mars 1891.
(2) LAVERAN. *Id.*, février 1891.

Nous-même, dans les cas de suppuration de ce genre que nous avons examinés, nous avons toujours vu le staphylococcus aureus soit seul, soit associé à l'albus. Brieger (1), Fraenkel et Simmonds, E. Fraenkel (2) dans une affection pemphigoïde Accorimboni (3) dans un abcès de la cuisse, tous les auteurs, en un mot, qui ont étudié la question, sont arrivés à des résultats identiques.

Les suppurations cutanées ou sous-cutanées de la convalescence n'ont donc rien à voir avec le bacille typhique. Elles ne sont pas non plus, comme on l'a dit quelquefois, la manifestation d'une sorte de pyémie, ou la conséquence de l'infection de l'économie réalisée au niveau des ulcérations intestinales. Elles résultent du développement tout local des microbes parasites de la peau, développement favorisé peut-être par l'affaiblissement de l'organisme, mais surtout par l'altération des humeurs, et le désordre des fonctions digestives.

Le professeur Bouchard et Roger ont du reste démontré directement l'influence considérable des putridités intestinales sur la pullulation du staphylocoque. La furonculose se produit à la suite de la typhoïde, comme à la suite de quelques autres troubles morbides quelquefois très légers.

Si l'antisepsie intestinale exerce souvent une action heureuse, ce n'est pas en atteignant directement les staphylocoques, mais en diminuant les fermentations anormales du tube digestif.

La variole est le type des maladies qui s'accompagnent de sup-

(1) Brieger. Beiträge zur Lehre der Mischinfection. *Zeitsch. f. klin. Med.* Bd XI.

(2) E. Fraenkel. Hamburg, 1889, *loc. cit.*

(3) Accorimboni. *Rifor. medica*, 1891, n° 16.

purations cutanées ; or, ce qui prouve bien l'origine externe de ces suppurations, c'est qu'elles sont devenues bien moins fréquentes depuis qu'on fait un large emploi des bains et des lotions antiseptiques chez les varioleux.

Dans certains cas, il est vrai, on voit les abcès superficiels coïncider avec des suppurations viscérales, et l'on peut penser que tous ces accidents dérivent d'une même cause et sont au même titre des manifestations d'une pyémie ; mais en analysant les phénomènes, on voit que la pyémie n'est pas la cause, mais bien le résultat des lésions sous-cutanées plus ou moins étendues au niveau desquelles il s'est fait de la résorption du pus.

Les abcès du tissu cellulaire sous-cutané sont donc d'origine externe et dus ordinairement au staphylocoque. C'est là assurément un des points les mieux établis de la bactériologie de la fièvre typhoïde. Mais rien n'est absolu en médecine et toute règle comporte des exceptions. Il n'est donc pas impossible de rencontrer des phlegmons renfermant le bacille d'Eberth. M. Raymond en a communiqué un exemple à la Société des hôpitaux. (Obs. 40).

Une femme entre à l'hôpital au début d'une rechute de fièvre typhoïde. La maladie est plus grave que lors de la première atteinte, qui a duré trois semaines environ. Au 31ᵉ jour de la rechute, on constate une vaste induration de la paroi abdominale qui est douloureuse à la pression. Huit jours plus tard, la malade meurt dans le coma. A l'autopsie on trouve sous la peau du ventre une poche remplie d'un pus rougeâtre. Cette collection ne s'est pas faite dans le muscle, puisqu'elle est située au-dessus de l'aponévrose superficielle des muscles droits. Elle n'est pas non plus d'origine abdominale, car on ne trouve aucune communication avec la cavité péritonéale ; la séreuse est du reste intacte, sans trace d'adhérences ou d'inflammation. C'est donc bien dans le tissu cellulaire qu'est née la suppuration.

Deux circonstances peuvent expliquer dans une certaine mesure cette localisation exceptionnelle. D'abord le fait de la rechute qui répand des bacilles dans tout l'organisme à un moment où, par suite d'une vaccination partielle, les réactions inflammatoires locales se produisent beaucoup plus facilement. C'est un fait d'observation que les rechutes s'accompagnent souvent de lésions spécifiques de cet ordre ; en second lieu, le développement excessif du tissu adipeux chez la malade a favorisé certainement la suppuration. La phagocytose s'opère dans de mauvaises conditions, sur ce terrain où la vitalité des éléments cellulaires est réduite à son minimum. Peut-être aussi le traumatisme est-il intervenu provoquant la rupture d'un petit vaisseau, l'épanchement du sang infecté dans un milieu propre à la prolifération des germes.

Quelle que soit l'explication qui leur convienne, les faits de ce genre sont rares, et dans la grande majorité des cas, les inflammations du tissu sous-cutané sont dues aux pyocoques qui pénètrent par de minimes fissures ou même par les orifices normaux des glandes de la peau.

Quant aux abcès musculaires, ils peuvent être dus à l'inflammation du tissu cellulaire voisin, progressant de dehors en dedans. Ils peuvent aussi résulter de l'extension au muscle d'un processus suppuratif du périoste.

D'ailleurs, les abcès purement musculaires ne sont pas communs. Nous en voyons signalés dans l'observation de Melchior, mais chez un malade qui présentait des lésions manifestement osseuses en même temps et dans des régions voisines.

Dans le fait publié par Rosin et Hirschel, (Obs. 39) il s'agit d'une infiltration inflammatoire de la jambe, sans suppuration ; le siège exact de la lésion est difficile à préciser ; le muscle était certainement intéressé, mais les auteurs n'excluent pas la possibilité d'une périostite et admettent la vraisemblance d'une phlébite concomitante ; on voit que le cas est complexe. La symptomatologie aussi en est spéciale ; un œdème douloureux de la jambe et du pied, s'accompagnant de tuméfaction des ganglions inguinaux, augmentant malgré l'incision profonde, et ne rétrocédant que trois semaines après ; le bistouri ne rencontrant pas de pus, mais un bouchon **de** tissu nécrosé ; l'induration de la jambe persistant quatre mois, ce sont là des caractères qui ne permettent pas d'attribuer à la lésion un siège exclusivement musculaire.

En somme, la suppuration du muscle est rarement primitive, elle est plutôt consécutive à l'inflammation d'un organe voisin.

Cependant, on comprend qu'elle puisse se produire ; on conçoit facilement qu'il se fasse dans le muscle un apport de bacilles par la voie sanguine ; or, l'altération du tissu musculaire, quelquefois si accentuée, à la suite de la fièvre typhoïde, surtout dans certains muscles comme les droits de l'abdomen qu'on trouve souvent en complète dégénérescence cireuse, expliquerait suffisamment la localisation du bacille et la genèse de la suppuration.

CHAPITRE X

Résumé. — Conclusions.

SOMMAIRE : Tableau des observations de lésions causées par le bacille d'Eberth. — Étiologie des complications de la fièvre typhoïde.

Nous avons réuni 42 observations de lésions où le bacille d'Eberth a été seul trouvé dans les produits morbides et a été considéré comme l'agent exclusif de l'inflammation.

Ces 42 cas se répartissent ainsi :

Péritonite purulente encapsulée........... Fraenkel (obs. 1).

    —   —   — .... Lehmann (obs. 2).

Suppuration d'un ganglion mésentérique. Lehmann (obs. 3).

Abcès de la rate...................... Roux et Vinay (obs. 4).

    —   — .... Vincent (obs. 5).

Pneumonie typhique................... Foa et Bordoni-Uffreduzzi (obs. 6).

Pleurésie purulente................... Valentini (obs. 7).

   —   — .... Loriga et Pensuti (obs. 8).

   —   — .... Weintraud (obs. 9).

   —   séro-fibrineuse............. Fernet (obs. 10).

   —   hémorrhagique.............. Charrin et Roger (obs. 11)

   —   — .... Kelsch (obs. 12).

Angiome orbitaire suppuré............. Panas (obs. 13).

Endocardite verruqueuse............... A. Viti (obs. 14).

   —   — .... Girode (obs. 15).

   —   — .... Vincent (obs. 5).

qui sont simplement énoncées, sans observations.

I. — On voit qu'il s'agit le plus souvent de lésions suppurées. Bien que la différentiation du bacille d'Eberth avec le bacterium coli n'ait été établie d'après les méthodes modernes que dans un nombre de faits restreint, il est vraisemblable d'admettre néanmoins que c'était bien le bacille typhique qui était en cause dans la plupart des cas. De toutes façons, son rôle pyogène est démontré tant par les observations cliniques que par les faits expérimentaux. C'est là une notion désormais indiscutable.

II. — Cette action se manifeste dans le décours de la fièvre typhoïde, rarement plus tôt ; elle semble influencée par certaines conditions d'âge (ostéites) et surtout par une prédisposition créant dans l'économie un locus minoris resistentiæ où se développent les bacilles. Un traumatisme ancien ou récent, la dégénérescence d'un organe (kystes du corps thyroïde), une maladie concomitante (tuberculose) peuvent être incriminés dans un certain nombre de cas. Il faut se rappeler à ce propos, les expériences de Grawitz (1) qui lui ont montré que « les abcès métastatiques ne se produisent pas partout, mais seulement en certains points déjà malades, ou bien au niveau desquels la résorption est empêchée, ou enfin qui sont imprégnés de poisons chimiques ».

De telles conditions favorisent la localisation des bacilles au point d'amener une lésion locale à la suite d'une infection très atténuée, qui par ses seuls symptômes généraux eût été méconnaissable (strumite, Tavel) (pleurésie, Charrin et Roger, Kelsh?).

III. — Il existe un rapport fréquent entre les lésions typhiques

(1) Grawitz. Entwickelung der Eiterungslehre, und ihr Verhältniss zur Cellularpathologie. *Deut. medic. Woch.*, 1889.

locales et l'apparition d'une rechute ; soit que les bacilles conservés dans les foyers locaux, repullulent sous l'influence d'un désordre de l'état général, et produisent une infection nouvelle ; soit que la rechute provoquée par une cause banale (fatigue, excès de nourriture, etc.) verse des bacilles dans la circulation à un moment où par suite de la vaccination partielle de l'organisme, les réactions locales sont plus faciles. La localisation typhique apparaît donc tantôt comme la cause, tantôt comme la conséquence de la rechute.

IV. — Les lésions typhiques affectent le plus souvent une marche subaiguë, irrégulière, capable de se prolonger très longtemps. Elles ont pour caractère constant de rester circonscrites, quelle que soit leur forme et leur intensité, et de ne pas montrer de tendance à se diffuser. Le pus typhique, bien lié, n'a d'autre caractère spécial que d'être souvent de couleur foncée, en raison de sa teneur en globules rouges (Orloff, Valentini, Raymond, etc.) ; le bacille d'Eberth semble, en effet, manifester volontiers des propriétés hémorrhagipares (Sanarelli).

V. — Parmi les complications inflammatoires de la fièvre typhoïde, le plus grand nombre reconnaissent pour origine une infection secondaire. Mais l'importance du virus typhique dans leur étiologie est loin d'être négligeable. D'une façon schématique on peut délimiter ainsi la sphère d'action du bacille d'Eberth et celle des bactéries surajoutées :

1° Les suppurations de la peau et du tissu sous-cutané, quelle que soit leur forme, ecthyma, furoncles, abcès, sont dues au staphylocoque.

2° Les lésions des organes voisins de la bouche, parotide, pharynx, larynx, oreille moyenne, sont sous la dépendance du streptocoque ; le pneumocoque (otite) et le staphylocoque y jouent aussi un rôle.

3° Parmi les complications abdominales, les péritonites suraiguës, par perforation, évoluent sous l'influence du bacterium coli. Les péritonites subaiguës, par propagation, enkystées, sont en rapport avec le bacille d'Eberth.

4° Les abcès de la rate et des ganglions mésentériques sont aussi du domaine du bacille typhique, ainsi que les infections chroniques, latentes, des voies biliaires.

5° Les suppurations du rein et du foie sont des manifestations de la pyémie, elles sont rarement isolées et rarement primitives. La rate est aussi exposée, par son rôle de collecteur principal des impuretés de la circulation, à des accidents analogues. Ce sont les pyocoques qui entrent en action en pareil cas.

6° Dans l'appareil respiratoire, l'origine infectieuse de la bronchite et de la congestion n'est pas démontrée ; la splénisation est souvent provoquée par le bacille d'Eberth ; la pneumonie lobaire est toujours fonction du diplocoque ; enfin les broncho-pneumonies résultent le plus souvent d'infections secondaires par le streptocoque, quelquefois le bacille de Friedlaender. Mais la possibilité d'une broncho-pneumonie typhique pure paraît démontrée.

Pour les pleurésies, les faits sont trop peu nombreux pour autoriser une assertion quelconque.

7° Dans le système nerveux, les méningites seules méritent une mention spéciale. Le bacterium coli, le diplocoque, le bacille d'Eberth et les pyocoques paraissent intervenir également dans leur étiologie.

8° Les endocardites, les artérites primitives sont peut-être dues au bacille d'Eberth (Girode, Kelsch, Viti, Rattone). Pour les phlébites les documents font défaut. D'ailleurs tous ces accidents sont ordinairement d'origine pyémique.

9° Parmi les glandes, le testicule, le corps thyroïde sont le plus souvent atteints. Ce dernier ne semble se prêter à la formation d'une métastase que s'il est en dégénérescence kystique; le bacille d'Eberth est l'agent habituel de ces inflammations glandulaires.

10° Enfin le périoste et l'os constituent la localisation de choix du bacille typhique, surtout chez les sujets jeunes; par leur fréquence, les inflammations osseuses constituent les plus importantes de toutes les complications engendrées par le bacille d'Eberth.

En terminant, nous tenons à répéter encore qu'il ne s'agit là que d'indications tout à fait générales, suffisantes pour donner une idée juste de la question dans son ensemble, mais qui, dans un cas particulier, ne pourraient être utilisées que pour fournir une présomption et pour guider les recherches.

APPENDICE

OBSERVATIONS

OBSERVATIONS (1)

Organes abdominaux.

Obs. 1. — *Péritonite purulente encapsulée.* — A. Frenkel. Ueber die pathogenen Eigenschaften des Typhusbacillus. *Verhandlungen des Congresses für innere Medicin, zu Wiesbaden*, 1887, p. 179.

Le 17 décembre 1885, entre à l'hôpital un garçon de 20 ans, malade depuis le 12 décembre; fatigue, mal de tête, vomissements, température 40°8; diagnostic de fièvre typhoïde évident. Le cas fut d'abord compliqué de bronchite. La fièvre ne se modéra que vers la fin de janvier. Il survint ensuite un érysipèle de la face. Le 17 février, après 10 jours d'apyrexie, la température remonte et il se produit une rechute avec roséole nouvelle. Au 6° jour de cette rechute, collapsus, cyanose, abdomen très douloureux, pouls petit et fréquent, vomissements; on pensa à une péritonite par perforation. Après 4 jours de cet état et après un second érysipèle de la face, la rémission se produisit. Le 15 avril, nouveaux symptômes de péritonite qui se dissipèrent encore; mais les selles ne devinrent pas normales, il y avait chaque jour une ou deux évacuations diarrhéiques, avec, de temps à autre, des coliques. Nouvelles poussées d'érysipèle de la face.

(1) Nous avons rédigé ou traduit d'après le texte original, toutes les observations qui suivent : pour ne pas surcharger outre mesure cet appendice, nous les avons abrégées en éliminant tous les détails qui ne se rapportent pas directement à notre sujet. Pour ce qui concerne les examens bactériologiques, nous n'avons pas cru devoir répéter chaque fois la description des caractères des bacilles et de leurs colonies sur les divers milieux de culture; mais nous avons spécifié avec soin, toutes les fois que l'auteur lui-même en a donné l'indication, les procédés de recherche employés, et les résultats obtenus.

Au commencement de mai, 4 mois 1/2 après le début de la maladie, on constata une tuméfaction dans la région abdominale, puis de la fluctuation. Une ponction exploratrice faite avec une seringue de Pravaz stérilisée, amena un liquide fluide, puriforme, brun foncé, d'odeur fade, non fécaloïde. Examiné au microscope, ce liquide laissait voir, à côté de nombreuses cellules rondes et de quelques hématies, une grande quantité de cristaux d'hématoïdine en forme d'élégantes gerbes. Dans les préparations colorées sur lamelles, on ne put constater que la présence de bacilles courts, relativement larges, tout à fait analogues aux bacilles typhiques. Les cultures qu'on institua, celles sur pommes de terre en particulier, prouvèrent qu'en effet il s'agissait bien de bacilles typhiques.

Après constatation de l'abcès, le malade fut transféré dans une salle de chirurgie. Là, on évacua par une incision plus d'un litre du pus décrit plus haut, avec quelques masses brun rouge, paraissant de vieux caillots sanguins transformés. Après une amélioration de quelques jours, le malade finit par succomber.

A l'autopsie, on trouva les intestins et les organes abdominaux adhérant fortement entre eux par un tissu conjonctif ancien; aucune trace de perforation intestinale; pas trace d'infarctus ni cicatrice dans la rate. La péritonite avait sans doute pour origine le ramollissement et l'éclatement d'un ganglion mésentérique.

Obs. 2. — *Péritonite purulente.* — Leumann. Zur Kenntniss der Ætiologie von Eiterungen im Verlauf von Abdominaltyphus. *Centralblatt für klinische Medicin.* Août 1891, p. 649-653.

M. G..., âgé de 14 ans, entre le 21 octobre 1890. Il est tombé malade le 15 octobre : frisson, perte d'appétit, diarrhée. Il existe une fièvre modérée, de la tuméfaction de la rate; la langue est sèche et couverte d'un enduit grisâtre. Sensation de vertige; pas de diarrhée, pas de roséole. Diagnostic : fièvre typhoïde.

Plus tard, apparaissent des symptômes de péritonite : l'abdomen est dur et tendu, l'épigastre douloureux et ballonné, tandis que la partie inférieure de l'abdomen est aplatie. Le 2 novembre, soit le 17e jour après le début de la maladie, on fait une ponction exploratrice sous les côtes gauches. On obtient un pus fluide qui contient, avec beaucoup de globules de pus, quelques hématies. Ce pus sert à ensemencer des plaques d'agar qui, dès le lendemain, donnent des cultures pures d'un bacille très mobile, et qui, réensemencées sur gélatine et pomme de terre, montrent tous les caractères du bacille typhique : vacuoles, pas de réaction de l'indol. On vide le pus par une incision. Nouvel examen bactériologique; résultats identiques : pas de traces d'un autre micro-organisme.

Plus tard, il survint une parotidite suppurée qui contenait avec les bacilles déjà décrits de nombreux staphylocoques.

Mort le 15 novembre.

A l'autopsie, on trouva un abcès encapsulé de la grosseur du poing, dans la cavité abdominale environ 50 cent. cubes de pus jaunâtre. Péritoine opaque; pas de perforation de l'appendice vermiforme; la rate très tuméfiée, friable; anses intestinales agglutinées entre elles ; gros ganglions tuméfiés dans le mésentère. Dans l'intestin grêle, gonflement de la muqueuse et des plaques de Peyer; près du cæcum une cicatrice assez profonde de 1 c. sur 4. De plus, la muqueuse présentait plusieurs endroits déprimés et d'une coloration ardoisée sur une longueur de 4 à 5 cent. Avec la rate, on obtint encore des cultures pures de bacilles typhiques.

Obs. 8. — *Suppuration d'un ganglion mésentérique.* — Lehmann. Zur Kenntniss der Ætiologie von Eiterungen im Verlauf von Abdominaltyphus. *Centralblatt für klinische Medicin*, août 1891, p. 649-653.

P... P..., 19 ans entre le 21 mars 1891. Malade depuis le 15 mars : malaise, céphalalgie, diarrhée. A son entrée, température 39°,2, rate grosse, selles typhiques, gargouillement et douleur dans la fosse iliaque droite, pas de roséole.

Diagnostic : fièvre typhoïde. La température oscilla entre 39° et 40° ; plusieurs épistaxis ; agitation psychique ; nombreux râles, surtout à la base du poumon droit ; mort dans le collapsus le 10 avril.

Autopsie : rate typhique, nombreuses eschares à la partie inférieure de l'intestin, tuméfaction des ganglions mésentériques, dont l'un est suppuré.

Dans les préparations colorées de ce pus, on trouve en faible quantité des bacilles, aucun autre micro-organisme. L'ensemencement sur agar donne des cultures pures de bacilles mobiles, identiques au bacille typhique dans leur développement sur gélatine, gélose et pomme de terre ; vacuoles caractéristiques ; pas de réaction de l'indol.

Obs. 4. — *Abcès de la rate.* — Roux et Vinay. *Lyon médical*, 10 juillet 1888. Cf. thèse de Michon, Lyon, 1890. Thèse de Pein, Paris, 1891.

Un homme de 21 ans, entre à l'hôpital le 16 février 1888. Il est atteint depuis 18 jours d'une fièvre typhoïde avec ses symptômes ordinaires. Malgré les bains froids, la température reste élevée et atteint 40° 8.

Le 20 février, le malade se plaint brusquement d'oppression et d'une vive douleur dans le flanc gauche. L'examen du cœur, des poumons et de la plèvre était entièrement négatif ; l'espace de Traube intact. Il y eut en même temps des nausées, puis des vomissements bilieux avec hoquet. Le 22, ces symptômes locaux s'amendent. Pendant les jours suivants, la fièvre persista d'une façon assez irrégulière. A deux reprises elle s'abaissa à la normale pour remonter très vite à 40° C. Toujours un peu d'endolorissement dans le côté malade. La faiblesse s'accentua ; il y eut du subdélirium, eschare au sacrum. Le 12 mars, phlegmatia alba dolens de la jambe gauche. Mort le 14 mars.

L'autopsie donne les résultats suivants : cœur normal. Plèvres saines, poumons décolorés, avec quelques noyaux d'hypostase. La rate est adhérente vers son extrémité inférieure avec le péritoine pariétal ; quand on essaie de la dégager, on met à jour un abcès de la grosseur d'une noix, rempli d'un liquide un peu jaunâtre. En d'autres points de l'organe, on rencontre d'autres collections purulentes, mais plus petites, du volume d'un haricot, paraissant en voie de formation. Abcès miliaires dans les reins.

Du côté de l'intestin, qui est sectionné sur toute sa longueur, on ne trouve aucune trace de perforation ; les glandes lymphatiques de l'intestin, isolées ou agminées sont partout en réparation complète ; deux seulement, dans le voisinage de la valvule iléo-cæcale, présentent chacune une ulcération de la grosseur d'une grosse lentille. Les ganglions mésentériques sont un peu tuméfiés.

Examen bactériologique. — Le pus examiné sur lamelles montre au milieu de leucocytes, des bacilles semblables au bacille d'Eberth ; pas d'autres micro-organismes. On sème le pus dans des tubes de gélatine, quelques-uns phéniqués à 1/2000. Douze jours après, tous les tubes contenaient des colonies d'un bacille unique ayant tous les caractères du bacille typhique. Des cultures de contrôle sur gélatine par strie et par piqûre, et sur pomme de terre, confirment le diagnostic du bacille typhique.

Avec de la semence provenant d'une pomme de terre, on fait une culture en bouillon de bœuf, et on en injecte deux grammes dans le tissu sous-cutané du ventre d'une chienne. Six jours après, il existait à ce niveau une tumeur fluctuante ; on ouvrit celle-ci avec les précautions aseptiques d'usage, et avec le pus qui fut recueilli, on fit des préparations sur lamelles et des cultures sur pomme de terre. Dans les préparations fraîches, on vit des bacilles en petite quantité se colorant mieux à leurs pôles et montrant presque tous un espace central incolore. La culture sur pomme de terre donna après 48 heures de séjour à l'étuve une culture absolument typique et pure de bacille typhique. La chienne, quelque temps malade à la suite de l'abcès, est depuis revenue à la santé.

Obs. 5. — *Rechute de fièvre typhoïde.— Endocardite végétante, abcès splénique, méningite.* — H. VINCENT. *Mercredi médical,* 17 février 1892, p. 73.

Le 2 novembre 1891, entre à l'hôpital un soldat de 22 ans, souffrant depuis 10 jours environ. Il s'agissait d'une fièvre typhoïde légère qui ne présenta aucune complication et semblait guérie (apyrexie le 16 novembre), lorsqu'il se produisit à la suite de l'ingestion d'une copieuse quantité d'aliments une rechute d'une gravité formidable. Température 40°, lèvres fuligineuses, langue rôtie, tremblotante, diarrhée fétide, taches pétéchiales sur l'abdomen et le thorax ; stupeur, délire, hyperthermie. La température monta tous les soirs à 40° ou 40° 2. Le pouls très faible, dicrote, parfois arythmique, était à 130 ; les bruits du cœur à peine perceptibles, pas de souffle. Le malade succomba le 24 novembre, au 8° jour de sa rechute.

« Voici les résultats de l'autopsie faite 24 heures après la mort :
« Infiltration hémorrhagique des muscles de l'abdomen. Aucun épan-
« chement péritonéal. Estomac sain. Congestion par places, avec
« épanchement sanguin sous-muqueux de l'intestin grêle. Dans sa
« dernière moitié, celui-ci présente une dizaine de plaques de Peyer,
« superficiellement ulcérées et en voie de cicatrisation. Seule, l'une
« d'elles, elliptique, mesurant environ 25 millim. de longueur et 15 millim.
« de largeur et siégeant près de la valvule de Bauhin, paraît plus pro-
« fonde. L'ulcération intéresse toute l'épaisseur des couches musculeu-
« ses, atteignant la séreuse qu'elle a cependant respectée. L'appendice
« iléo-cæcal est un peu dur et gonflé par suite d'une infiltration folli-
« culaire assez marquée.

« Le gros intestin est entièrement recouvert, dans toute son étendue
« jusqu'à 15 centim. environ de l'orifice anal, par une récente éruption
« d'innombrables follicules rouges, exubérants, durs, présentant les
« dimensions d'une lentille ou d'un pois. Dans l'intervalle des follicu-
« les, la muqueuse est boursouflée, tachée de suffusions sanguines.

« Glandes mésentériques tuméfiées et molles. Un des ganglions tout
« voisin de la volumineuse ulcération signalée de l'iléon est rouge noi-
« râtre et gorgé de sang.

« La rate est un peu hypertrophiée (294 gr.) et très molle. A la par-
« tie antéro-supérieure de l'organe, existe un abcès du volume d'une
« noix à cavité anfractueuse, contenant un pus blanc, épais et vis-
« queux.

« Le foie est pâle : parenchyme stéatosé sans abcès ni infarctus.

« Congestion rénale ; particulièrement au niveau de la substance cor-
« ticale et des pyramides de Ferrein.

« Rien au larynx. Hypostase pulmonaire bilatérale. Ganglions
« bronchiques infiltrés et mous.

« Le cœur est un peu hypertrophié ; le muscle cardiaque est faible-
« ment décoloré. On constate à la face supérieure et au bord libre de
« la valvule mitrale, six ou sept végétations mûriformes, blanchâtres,
« dures, non pédiculées, dont les dimensions varient du volume d'un
« grain de mil à celui d'un petit pois. Valvule tricuspide un peu épais-
« sie ; aorte saine.

« La calotte crânienne enlevée et la dure-mère incisée, il s'écoule
« des deux côtés de la faux cérébrale, une assez grande quantité de
« liquide louche (environ 30 c. c.). Les méninges sont fortement vas-
« cularisées, opaques. Œdème sous-arachnoïdien. A la face convexe
« du cerveau gauche, au voisinage du sommet de la pariétale ascen-
« dante, existe une plaque d'infiltration hémorrhagique sous-arachnoï-
« dienne des dimensions d'une pièce de 5 fr. Rien à la coupe du cer-
« veau, du cervelet et du bulbe.

« L'EXAMEN BACTÉRIOLOGIQUE a porté sur les organes ou les liquides
« suivants : Parenchyme et abcès de la rate, ganglions mésentéri-
« ques, foie, rein droit, sang du cœur, végétations de la valvule
« mitrale, exsudat méningé, pulpe cérébrale et moelle osseuse (tibia).

« La récolte a été faite avec toute les précautions nécessaires de
« pureté, dans des pipettes stérilisées. Les fragments de végétations
« ont été excisés avec des instruments flambés.

« Enfin les ensemencements ont été faits : 1° dans le bouillon de bœuf
« peptonisé, à l'étuve, à 38° ; 2° sur l'agar ; 3° dans le bouillon phéni-
« qué à 0,75 0,00 à l'étuve à 42°.

« La pulpe de la rate a été ensemencée en même temps sur plu-
« sieurs tubes de gélatine inclinés.

« Or, dans ces divers milieux de culture, tous les liquides, y com-
« pris le sang, et tous les viscères ensemencés, ont donné lieu au déve-
« loppement d'un seul micro-organisme : le bacille typhique.

« Les préparations microscopiques, faites avec des frottis de rate et
« de foie, et colorées par le bleu de Lœffler ont montré le bacille à
« l'état exclusif. Il existait encore dans l'exsudat méningé. Mais les
« préparations les plus riches en bacilles ont été fournies par le pus de
« l'abcès splénique et par les fragments de végétations mitrales écra-
« sés sur la lame porte-objet.

« Coloré par la fuchsine phéniquée de Ziehl, le pus contenait de nom-
« breux bâtonnets d'inégale grandeur, quelques-uns pourvus d'un
« espace clair central leur donnant l'aspect dit en navette.

« Les débris de végétations, colorés de la même façon, montraient,
« au milieu de cellules jeunes et petites, ou d'éléments plus volumi-
« neux, uninucléés et semblables à des macrophages, un grand nom-
« bre de bacilles, le plus souvent épars, mais parfois agglomérés en
« petits groupes de 3, 6 et davantage : nous en avons compté 17 dans
« un seul îlot.

« La coloration par la méthode de Gram est restée négative.

« Du résultat fourni par l'examen microscopique et la culture, il
« ressort que les diverses lésions amenées chez le malade par une
« récidive de la dothiénentérie : colo-typhus, abcès de la rate, endocar-
« dite, méningite, ont été uniformément justiciables du bacille typhi-
« que seul. Malgré une recherche bactériologique minutieuse, portant
« sur presque tous les viscères, le sang et la moelle osseuse, il n'a pas
« été rencontré, comme on aurait pu d'abord le présumer, l'un des mi-
« cro-organismes qui interviennent assez souvent à titre d'agents d'in-
« fection secondaire dans le cours de cette maladie. »

Poumon

Obs. 6. — *Pneumonie typhique.* — Fox et Bordoni-Uffreducci. *Riforma Medica*, 1887, n°1.

« Les auteurs ne sont pas d'accord pour juger l'origine des diverses
« complications de la fièvre typhoïde, et plus spécialement de la bron-
« cho-pneumonie et pneumonie lobaire. En effet, tandis que les uns
« avancent, sans le prouver, que la pneumonie des typhiques est cau-
« sée par l'agent même de la fièvre typhoïde, d'autres au contraire,
« auraient trouvé que la pneumonie des typhiques est due aux micro-
« ces... habituels de la pneumonie fibrineuse, et par suite, qu'on doit
« la considérer non comme un aboutissant, mais comme une compli-
« cation du processus général en cours, par une infection de nature
« différente.

« Dans un cas très caractérisé d'iléo-typhus étudié par nous dans
« ces dernières semaines, nous avons pu arriver à la solution d'une
« partie de la question, en ce qui concerne la cause possible de la
« pneumonie des typhiques. En effet, comme dans les plaques de
« Peyer, les ganglions mésentériques et dans la rate, nous avons
« trouvé aussi dans le suc pulmonaire pris dans une zone hépatisée,
« une culture absolument pure des bacilles caractéristiques de la fièvre
« typhoïde, *sans mélange d'autres bactéries.* Ces cultures sur gélatine
« aussi bien que sur agar et sur sérum sanguin, soit en tubes, soit en
« plaques, ou sur pommes de terre se sont développées avec les pro-
« priétés caractéristiques du bacille d'Eberth et de Koch. Il n'y a
« donc aucun doute, à ce point de vue, qu'il s'est agi du typhus, tandis
« que l'examen direct des poumons dans la zone hépatisée, convena-

« blement durcie, les coupes étant colorées par la fuchsine et décolorées
« par l'eau acidulée, démontre la présence dans l'exsudat intra-alvéo-
« laire, du seul bacille typhique, identique à celui donné par les cul-
« tures; et l'absence de toute autre forme bactérienne. Nous croyons
« donc par ce cas démontrer définitivement la possibilité d'une vraie
« pneumonie typhique, c'est-à-dire d'une pneumonie lobaire produite
« par le même bacille qui engendre la fièvre typhoïde. Ce fait cons-
« titue en outre une preuve de plus contre l'unité étiologique de la
« pneumonie fibrineuse, que nous avons déjà combattue ailleurs et par
« d'autres moyens. »

Plèvre.

Obs. 7. — *Pleurésie purulente.* — VALENTINI. *Berliner klinische Wochen-schrift*, 1889, 368.

On reçoit à l'hôpital un homme de 24 ans, atteint d'une pleurésie gauche. Il y a 9 semaines, cet homme a eu des courbatures, du mal de tête : il est resté au lit quatre semaines avec une forte fièvre (cela se passait pendant une épidémie de fièvre typhoïde). Huit jours avant son entrée il a été pris de dyspnée, et quatre jours plus tard, il a craché de grandes quantités de pus. Une ponction exploratrice amène encore du pus ; on fait immédiatement une ponction qui donne 800 c. c. de pus fluide, sans odeur, brunâtre.

Le lendemain, nouvelle thoracentèse au niveau de la 8e côte ; on obtient 1500 gr. de pus. A la visite du soir on ne constate pas d'amélioration dans l'état du malade ; on fait encore une ponction exploratrice qui démontre l'existence d'un épanchement purulent à gauche et en avant. Le lendemain matin opération : résection de la 9e côte ; on évacue ainsi deux litres de pus. Le malade à partir de ce moment se trouve mieux ; la fièvre tombe, la dyspnée diminue ; il sort guéri 4 semaines plus tard.

Le pus fourni par les différentes ponctions a toujours présenté la même constitution : fluide, sans odeur, brunâtre. En peu de temps, 10 minutes, il laissait déposer par le repos un sédiment abondant formé de globules de pus ; au-dessus, le liquide était louche, rougeâtre.

Dans des préparations séchées de pus sur lamelles, on voyait quelques bacilles. On institua des cultures sur agar, pomme de terre et

gélatine : toutes donnèrent des colonies innombrables d'un même bacille, sans aucune impureté. La forme de ces bacilles, leur mobilité,
leur développement sur pomme de terre et sur gélatine ne laissèrent
aucun doute sur leur nature. Il s'agit bien de bacilles typhiques qui
doivent être considérés comme la cause de la pleurésie purulente
dans cette observation.

Obs. 8. — *Pleurésie purulente.* — Longa et Pensuti. *Riforma medica,*
6 septembre 1890, p. 1232-1233.

P. G..., homme de 33 ans.

Aucune tare héréditaire, au point de vue de la tuberculose notamment — dans les antécédents personnels, rien que de l'infection mala-
rique.

P. G... a été atteint de fièvre typhoïde le 10 octobre 1889 ; le 12 novembre suivant, après quelques jours d'apyrexie, tout à coup il est pris
de fièvre la nuit, en même temps que d'une douleur dans le côté
gauche du thorax. Le lendemain matin on trouvait déjà des signes
d'épanchement dans la plèvre gauche. La fièvre, après avoir présenté
un maximum de 40°,2, tombe définitivement au bout de 48 heures.

Le liquide augmente rapidement jusqu'à remplir toute la cavité pleurale. Le 15 novembre, on fait avec une seringue stérilisée une ponction qui donne un liquide trouble, verdâtre (le malade n'avait antérieurement subi de ponction d'aucune sorte).

Le 28 novembre, nouvelle ponction qui amène cette fois un liquide
franchement purulent (il avait déjà été pratiqué une thoracentèse). On
pratiqua l'opération de l'empyème et le malade guérit complétement.

Examen bactériologique. — Avec le liquide de la première ponction,
on fait des plaques d'agar qu'on met à l'étuve à 36°. On fait aussi des
préparations sur lamelles, qui sont colorées avec les couleurs d'aniline
ordinaires ; on ne réussit à y découvrir aucun micro-organisme. Sur les
plaques d'agar, au bout de 24 heures, déjà on voyait des colonies qui,
suivies dans leur développement, réensemencées sur gélatine et agar,
montrent tous les caractères du bacille typhique.

Les bacilles composant ces colonies jouissent d'une grande mobilité en goutte pendante ; ils se décolorent complètement par la méthode de Gram.

Pour bien établir l'identité du bacille, on fait :

1o Des cultures de pommes de terre, qui présentent le développement caractéristique ;

2o Des cultures dans du lait stérilisé, qui ne se coagule pas ;

3o Sur gélatine colorée ; les résultats furent inconstants ;

4o Enfin on rechercha la réaction de l'indol qu'on ne put constater.

Il s'agissait donc bien certainement du bacille d'Eberth, qui existait seul dans le pus et qui doit être considéré comme la cause de la pleurésie dans ce cas.

Le liquide de la deuxième ponction contenait, outre le bacille typhique, un microcoque fort analogue au M. cereus albus.

Obs. 9. — *Pleurésie purulente.* — Weintraud. *Berlin. klin. Woch.*, avril 1893.

Un garçon de 19 ans entre à l'hôpital le 4 juillet 1892. En 1889, il a eu une pleurésie du côté gauche. Pas de tuberculose personnelle, ni dans la famille.

Le malade est atteint d'une fièvre typhoïde sans complication. Vers la fin de la 2e semaine, il existe en arrière, à la base des deux poumons, une faible matité qu'on considère comme due à l'hypostase. Dans la 4e semaine, la fièvre tomba par degrés très régulièrement, mais le malade se remettait de son marasme avec une extraordinaire lenteur. Il y avait aussi des mouvements fébriles durant 1 à 2 jours ; la matité en arrière à gauche n'avait toujours pas disparu : on pensa à une pleurésie. L'affaiblissement des vibrations thoraciques était très peu marqué.

Le 2 août, après beaucoup de ponctions exploratrices négatives, on obtient enfin une seringue pleine de pus muqueux, jaunâtre. Au microscope, on constata dans ce pus, à côté des globules purulents, des petits bacilles très mobiles qui ne se coloraient que faiblement par le bleu de méthylène. On ensemença de nombreux tubes et plaques d'agar : on obtint dans tous le même bacille. Par sa mobilité en goutte pendante, par ses caractères morphologiques et colorants, en particulier par sa croissance sur gélatine et pomme de terre, ce bacille était bien caractérisé comme bacille d'Eberth.

Les cultures fraîches de 1 à 3 jours en bouillon furent extrêmement virulentes pour souris blanches et cobayes. Un cent. c. dans le péritoine tuait les souris en 18 à 20 heures.

Deux jours après cette ponction, il y eut chez le malade des signes de péritonite (collapsus, vomissements, pouls petit, fréquent, température subnormale) ; on pensa d'abord à la pénétration de l'empyème dans la cavité péritonéale ; on discuta même sérieusement l'éventualité d'une laparotomie.

Après 8 jours d'un traitement opiacé énergique, l'état s'améliora. Il y eut des élévations de température vespérales ; les vomissements cessèrent, et le malade, qui n'avait bu 8 jours durant que du champagne et du lait glacé, put prendre un peu de nourriture.

Le 19, on fit une nouvelle ponction exploratrice qui montra la persistance du même exsudat pleural.

Par l'EXAMEN BACTÉRIOLOGIQUE on obtint encore les mêmes bacilles, mais il y avait une notable différence dans leur virulence. Les cultures ne tuaient plus cobayes ni souris ; il fallait des doses massives dans le péritoine pour amener une maladie plus grave. Ce n'est qu'après avoir tué une souris en 48 heures avec un centimètre de culture sur agar délayée, que les cultures obtenues avec le sang du cœur recouvrèrent une certaine virulence. Des souris inoculées avec égales quantités de cultures en bouillon du même âge provenant des deux ponctions, celles-là seules mouraient qui avaient reçu des bacilles de la première ponction, les autres paraissaient à peine malades. Il fallait des doses 3 à 5 fois plus fortes des cultures de la seconde source pour faire périr quelques souris. Les souris inoculées plusieurs fois avec des cultures du 2e bacille étaient à un certain degré réfractaires au 1er bacille, mais pas absolument.

Il n'y avait donc pas de doute que nous eussions obtenu par les 2 ponctions des générations différentes du même bacille. La diminution de la virulence des bacilles était d'un pronostic favorable pour le malade, dont l'état était toujours trop mauvais pour qu'on pût l'opérer.

Mais il entra en convalescence avec une rapidité surprenante. La fièvre disparut ; la matité diminua considérablement, et le 10 octobre, une ponction montra qu'il n'y avait plus trace d'empyème ; le malade sortit le 17 ; depuis il va très bien ; on ne trouve plus le moindre signe de pleurésie.

OBS. 10. — *Pleurésie séro-fibrineuse.* — FERNET. *Bull. de la Société médicale des hôpitaux*, 21 mai 1891, p. 236-243.

M..., âgé de 18 ans, entre à l'hôpital le 17 décembre 1890.

Bonne santé habituelle ; une attaque antérieure de rhumatisme. Ce jeune homme se dit malade depuis deux mois ; à la suite d'un refroidissement, il aurait été pris d'un point de côté et de légers frissons. Il y a un mois, il dut prendre le lit ; il avait perdu tout appétit, avait constamment soif, et aurait éprouvé des douleurs dans les fosses iliaques. Il y a quinze jours, céphalalgie ; il y a dix jours, épistaxis ; depuis ce temps, il a perdu le sommeil ; la diarrhée, provoquée par un purgatif, a persisté à raison de 2 ou 3 selles par jour.

État actuel. — Malade fatigué, oppressé : lorsqu'il s'assied dans son lit, il est tout étourdi. Langue blanche au milieu, rouge sur les bords et à la pointe ; anorexie, soif. Ventre légèrement ballonné ; sensibilité à la pression dans la fosse iliaque droite, pas de taches rosées. Urines rouges, assez abondantes, pas d'albumine.

Signes d'un épanchement moyen dans la plèvre droite (matité, affaiblissement des vibrations thoraciques, égophonie), quelques signes douteux d'un léger épanchement à gauche.

Pour le diagnostic, on pouvait hésiter entre une fièvre typhoïde avec pleurésie ou bien une tuberculose subaiguë avec fièvre typhoïde. Nous inclinons vers la première hypothèse en nous appuyant sur ce fait que les signes de la fièvre typhoïde sont presque au complet, et que notamment les signes fournis par le tube digestif sont très accusés ; il est vrai qu'il n'y a pas de taches rosées, mais ces taches ont souvent disparu au quinzième jour de la maladie. Le soir même, thoracentèse : on ne peut retirer que 100 gr. d'un liquide clair, séreux, contenant quelques grumeaux fibrineux. Bains froids du 20 au 26 décembre. La température étant presque normale, on les supprime le 26. La diarrhée a cessé depuis deux jours, mais le ventre est ballonné. Il y a encore des signes d'épanchement à droite.

27 décembre. Léger épanchement péritonéal. Jusqu'au 10 janvier fièvre moyenne et diarrhée par alternatives.

Le 14. Température normale. Les signes d'épanchement pleural on totalement disparu ; ceux de l'épanchement péritonéal persistent encore À partir du 17 janvier, convalescence ; dans les premiers jours de évrier, le malade sort guéri.

EXAMEN BACTÉRIOLOGIQUE par M. Girode :

« Au moment de la ponction, on prélève, à l'aide de pipettes stériles,
« une partie du liquide trouble qui vient d'être retiré. Des ensemence
« ments sont faits le lendemain sur gélose et en bouillon de veau pepto-
« nisé salé : ces milieux sont placés à l'étuve à 36°. On fait également
« quelques plaques et on inocule deux gélatines en stries, qui sont
« abandonnées à 23°.

« Tous les milieux se sont peuplés régulièrement, un peu lentement,
« d'un organisme bacillaire qui, par sa morphologie, sa mobilité, ses
« réactions colorantes et sa décoloration par la méthode de Gram,
« enfin ses cultures sur gélatine en stries et en plaques, rappelle tous
« les caractères du bacille d'Eberth. Mais c'est surtout en le soumet-
« tant à l'épreuve de la culture sur pomme de terre qu'on se fait une
« opinion ferme : la mince pellicule en vernis luisant est tout à fait
« démonstrative.

— 141 —

« En laissant déposer le liquide initial dans une des pipettes pendant
« 48 heures, on pouvait mettre en relief directement dans ce liquide
« le même bacille.

« La pleurésie typhique, par bacille d'Eberth, est donc incontes-
« table ».

Obs. 11. — *Pleurésie hémorrhagique.* — Chantras et Roger. *Bull. de la
Soc. méd. des hôpit.*, 23 avril 1891, p. 185-190.

« Homme âgé de 37 ans, entre à l'hôpital le 24 novembre 1890. La
« maladie qui l'avait amené à l'hôpital avait débuté 15 jours aupara-
« vant par de la fatigue et de la courbature; depuis 8 jours cet homme
« avait dû s'aliter; il était tourmenté par des vomissements et de la
« diarrhée; enfin, depuis quatre jours, il souffrait d'un violent point de
« côté à gauche.

« Le jour de son entrée dans le service, le malade paraissait assez
« prostré, la température oscillait entre 39° et 40°, le ventre était tendu,
« douloureux, mais la rate n'était pas augmentée de volume, et l'exa-
« men de l'abdomen ne faisait constater la présence que de 3 ou 4 taches
« analogues à des taches rosées lenticulaires. Ce qui dominait, c'était
« les manifestations pulmonaires: l'oppression était très vive, et l'aus-
« cultation révélait l'existence de nombreux râles, abondants surtout
« au niveau de la base gauche.

« Devant ces symptômes nous pensâmes à une fièvre typhoïde, tout
« en faisant des réserves qui nous semblaient commandées par l'ab-
« sence de l'hypertrophie splénique, et par les caractères quelque peu
« frustes de l'éruption.

« Les jours suivants, les manifestations morbides restèrent les
« mêmes. Le 4 décembre, le malade se plaignant vivement de son
« point de côté, nous pûmes reconnaître, à la base gauche, l'existence
« d'un épanchement pleural, peu abondant, occupant le tiers inférieur
« du thorax; on constatait à ce niveau: de la matité, une abolition
« absolue des vibrations vocales, enfin un souffle doux et lointain, en

« auscultant le reste de l'appareil respiratoire, on pouvait reconnaître
« que les râles disséminés au début, étaient maintenant localisés aux
« deux sommets.

« Malgré la lésion pleurale, une amélioration notable se produisit
« bientôt : le 10 décembre, le malade était apyrétique, le point de côté
« avait diminué ; la respiration s'entendait jusqu'à la partie inférieure
« du thorax ; seuls les râles des sommets n'étaient pas modifiés.

« Pendant quelques jours, on put croire que le malade était guéri,
« lorsque, le 19 décembre, il fut repris d'accidents fort graves ; la tem-
« pérature s'éleva brusquement ; le point de côté reparut, et à la base
« gauche, on trouva de nouveau de la matité et du souffle.

« Le 23 décembre, au moyen d'une seringue de Pravaz stérilisée,
« nous pratiquâmes une ponction exploratrice et nous retirâmes
« quelques gouttes d'un liquide sanglant qui fut semé sur de l'agar.
« L'épanchement ayant augmenté et la dyspnée étant devenue très
« intense, on dut pratiquer, le 9 janvier, une thoracentèse qui donna
« issue à 2 litres d'un liquide hémorrhagique. L'opération n'amena
« aucun soulagement : l'oppression s'accrut rapidement et le malade
« succomba le 12 janvier.

« A l'autopsie, nous pûmes constater l'intégrité des principaux vis-
« cères abdominaux : le foie, la rate, les reins paraissaient normaux ;
« l'intestin ouvert sur toute sa longueur ne présentait aucune altéra-
« tion ; les plaques de Peyer étaient indemnes ; il n'y avait à leur
« niveau, ni ulcération, ni cicatrice, ni pigmentation anormale.

« La plèvre du côté gauche était fortement épaissie et cloisonnée
« par de nombreuses fausses membranes, au milieu desquelles on
« trouvait une grande quantité d'un liquide sanglant. Le poumon gau-
« che, un peu comprimé, présentait au sommet plusieurs petites exca-
« vations, creusées dans des masses caséeuses ; l'infiltration tubercu-
« leuse s'étendant dans le reste de l'organe sous forme de noyaux
« broncho-pneumoniques disséminés. L'aspect était le même sur le
« poumon droit ; mais les lésions étaient moins accentuées et les
« cavernules du sommet moins volumineuses.

« Examen bactériologique. — Le liquide obtenu au moment de la
« ponction exploratrice avait été semé sur des tubes d'agar; nous
« avons vu se développer ainsi des colonies d'un seul et même bacille
« une étude plus complète nous montra bientôt qu'il s'agissait du
« bacille d'Eberth : mêmes caractères morphologiques, même mobi-
« lité, mêmes réactions vis-à-vis des matières colorantes, même aspect
« dans les cultures (sur gélatine, agar, agar fuchsiné, pomme de
« terre). »

Expériences sur les animaux :

Inoculations de culture du bacille trouvé dans le liquide pleural :

1° A la souris. Injection intra-péritonéale : septicémie mortelle en
24 heures ;

2° Au cobaye. Sur 9 animaux injectés dans la plèvre, 8 meurent
en 24 heures ; les plèvres étaient remplies d'un liquide sanguinolent
renfermant une énorme quantité de bacilles ; poumons splénisés, rien
dans les viscères abdominaux.

Injections intra-péritonéales : mort en 24 heures ; péritonite avec
exsudat sanglant abondant.

Injections intra-musculaires : tuméfaction considérable, pas de pus,
mais un liquide sanguinolent renfermant beaucoup de leucocytes.

3° Au lapin : pas d'accident notable à la suite d'injections dans la
plèvre, le péritoine ou les muscles. Par inoculation intra-veineuse,
septicémie mortelle en 24 ou 48 heures ; pas de lésions intestinales.

On a obtenu les mêmes résultats sur les cobayes avec un échantillon
de bacille typhique d'une autre provenance ; il a fallu seulement dou-
bler les doses.

Obs. 12. — *Pleurésie hémorrhagique.* — Kelsch. *Mercredi médical,*
2 mars 1892, p. 97.

« Le 18 février 1891, entrait à la clinique médicale du Val-de-Grâce,
« un soldat de 22 ans, atteint de pleurésie primitive à gauche, datant
« de 8 jours, et paraissant exempt de toute complication. Des ponc-

« tions que nous pratiquâmes les 13 et 25 mai, donnèrent issue à un
« liquide louche, d'apparence hématique, dans lequel l'analyse bacté-
« riologique dénonça chaque fois la présence d'un micro-organisme
« unique, d'un bacille qui, par sa motilité, ses caractères morpholo-
« giques, sa décoloration par la méthode de Gram, par l'aspect de sa
« culture sur gélatine, gélose, et surtout sur pomme de terre, ne
« différait sous aucun rapport de celui d'Eberth.

« Un demi-centimètre cube d'une culture pure de ce micro-orga-
« nisme est injecté le 1er juillet dans la plèvre droite d'un cobaye.
« L'animal succombe dans la nuit du 5 au 6 juillet. Il présente à l'au-
« topsie une pleurésie droite avec un épanchement séro-sanguinolent
« identique à celui du malade, et dans lequel l'examen histologique
« décela une culture riche et pure du bacille typhique. Celui-ci parais-
« sait avoir augmenté de virulence dans le bouillon, car un cobaye, qui
« avait reçu le 28 mai dans le péritoine un centimètre cube de liquide
« pleural, ne succomba que le 7 septembre, à des lésions tuberculeuses
« étendues du poumon, du foie et de la rate.

« Le 11 juin, l'épanchement étant devenu purulent, le malade est
« évacué dans une salle de chirurgie pour y subir l'opération de l'em-
« pyème, qui est pratiquée le 16. Une parcelle de pus, recueilli asep-
« tiquement au moment de l'opération, donne encore une culture pure
« du bacille typhique.

« Malgré l'opération, le malade s'affaiblit de plus en plus, miné par
« la fièvre hectique, et le 5 juillet, à 2 heures du soir, il succombe au
« plus haut degré du marasme et après avoir présenté dans les der-
« niers jours de sa vie les signes d'un épanchement à droite.

« A l'autopsie, on trouva la cavité pleurale droite cloisonnée et ta-
« pissée par une membrane épaisse, grenue, ayant l'aspect et la con-
« sistance de l'épiploon tuberculeux; faiblement adhérente au poumon
« et au thorax, elle forme une masse de tissu dégénéré qui ne pèse pas
« moins de quatre cents grammes, et à l'issue de laquelle l'incision
« intercostale n'eût certainement pas suffi. La plèvre droite contient
« environ un litre d'un liquide, produit d'une phlegmasie récente.

« Les deux poumons sont parsemés de granulations miliaires, fermes
« ou en voie de ramollissement. Dans le poumon droit, quelques no-
« dules sont puriformes au centre; nulle part il n'y a d'excavations.
« Les ganglions du hile, tuméfiés, agglomérés et dégénérés, forment
« une masse tuberculeuse volumineuse, qui remplit une grande partie
« de la cavité médiastine postérieure.

« Dans l'abdomen, on découvre une tuberculose péritonéale diffuse,
« avec dégénérescence tuberculeuse des ganglions mésentériques. Dans
« le gros intestin proéminent quelques follicules à sommet ulcéré et
« à bords infiltrés de granulations miliaires, mais l'intestin grêle est
« absolument intact. Les plaques de Peyer, à peine apparentes, ne
« présentent aucune trace d'ulcération ni ancienne, ni récente.

« La rate est tuméfiée (300 gr.), mais son parenchyme est ferme, cou-
« leur de chair musculaire, son enveloppe péritonéale, comme celle du
« foie, est simplement parsemée de granulations tuberculeuses; ce
« dernier organe, pas plus que le rein n'est altéré dans sa contexture. »

Vaisseaux.

Obs. 13. — *Angiome orbitaire suppuré*. PANAS. *Congrès français de Chirurgie*. 5e session 1891, p. 63.

Une petite fille, âgée de 2 ans, portait en 1885 une petite tumeur veineuse de l'orbite qui fut traitée par des injections coagulantes et l'électrolyse. Il se produisit un caillot et l'exorbitis fut améliorée ; mais en 1888 elle fit de nouveaux progrès et s'accrut jusqu'en octobre 1890, la vision restant toujours bonne. A ce moment la petite fille contracta une fièvre typhoïde, et vers le 3e septénaire il survint une forte exophtalmie bientôt suivie de kératite et de perte de la vision. Après examen de l'œil pratiqué le 14 novembre, on fait le diagnostic d'exophtalmie par angiome orbitaire, ayant subi une poussée sous l'influence de l'état typhique. L'état général étant encore mauvais, (faiblesse, fièvre légère le soir,) on différa l'opération jusqu'à ce que la malade fût en pleine convalescence. L'énucléation fut pratiquée le 12 décembre, et la tumeur, du volume d'un globe oculaire d'enfant, fut enlevée. Elle était constituée par du tissu vasculaire veineux, caverneux, et présentait à sa partie supérieure un amas de pus collecté du volume d'un gros pois. « L'examen bactériologique de ce pus, des cultures sur agar et gélatine, ainsi que du pus provenant d'injections dans le vitré d'animaux (lapins), faites avec le produit de ces cultures, nous ont mis invariablement en présence de nombreuses colonies de bacilles typhiques d'Eberth, doués de mouvements oscillatoires continus, et qui ont persisté sur les préparations colorées à l'hématoxyline pendant plus de trois semaines consécutives. »

Toutes les membranes de l'œil, sauf la cornée ulcérée, étaient saines et le vitré avait conservé toute sa limpidité.

Un fait important, c'est de voir la suppuration naître par *endo-infec-tion* grâce à la présence du seul bacille typhique d'Eberth au centre de l'angiome, survenant au cours de la fièvre typhoïde.

Si l'on veut bien se rappeler les faits aujourd'hui bien connus et qui démontrent que la *thrombose* constitue une condition éminemment favorable au développement des suppurations microbiennes dans les organes, on retrouve, dans la lenteur de la circulation caverneuse de l'angiome, tout ce qu'il faut pour expliquer ce qui s'est passé ici.

Cœur.

Obs. 14. — *Endocardite verruqueuse*. Anxillo Viti. L'endocardite secondo le moderne dottrine microbiche. *Atti della R. Accademia dei Fisiocritici di Siena*. Série IV, vol. II, fasc. 5, 6, 1890.(Caso VI.)

Emilie V..., 35 ans, à l'hôpital du 31 octobre 1888 au 3 novembre. Diagnostic clinique : Fièvre typhoïde.

A la nécropsie, on constate les altérations suivantes : Pneumonie lobulaire hypostatique bilatérale ; endocardite verruqueuse, avec végétations molles, petites, rougeâtres, près du bord libre des valves de la tricuspide et de la mitrale, et au-dessous du bord libre des semi-lunaires de l'aorte. Tuméfaction aiguë de la rate et des ganglions mésentériques ; entérite aiguë avec tuméfaction des plaques lymphatiques, et ulcérations sur la dernière partie de l'iléon et sur la valvule iléo-cæcale.

Les préparations sur lamelles montrent des micrococcus et des bacilles. On fait des cultures sur agar avec le sang, la pulpe splénique et les végétations. Au bout de deux jours, on voit deux espèces de colonies :

1º Un micrococque blanc, ne liquéfiant pas la gélatine et qui, injecté dans les veines de trois lapins, à la dose d'une seringue de Pravaz, avec ou sans lésion préalable des valvules, ne produisit jamais aucun effet.

2º Un bacille court, à extrémités arrondies, et doué de mouvements oscillatoires, ne liquéfiant pas la gélatine, se colorant mal par les couleurs ordinaires d'aniline, enfin montrant dans les cultures sur agar et pomme de terre tous les caractères du bacille d'Eberth.

Les expériences faites sur les animaux avec ce bacille donnent les résultats suivants :

1° Lésion mécanique des valvules à deux lapins, et injection dans la veine de l'oreille de 1 c. c. de culture. Les deux lapins meurent entre 44 et 50 heures après l'injection.

À l'autopsie, on constate : congestion du péritoine, tuméfaction considérable de la rate, hyperhémie des méninges ; tuméfaction de quelques plaques lymphatiques à la partie inférieure de l'intestin grêle, endocardite verruqueuse représentée, chez l'un des lapins, par de très petites végétations sur la mitrale, et une autre un peu plus grosse au milieu de la valvule postérieure de l'aorte ; chez l'autre, par une grosse végétation sur la mitrale, entourée d'autres plus petites ; chez le premier animal, il existe aussi de la pneumonie bilatérale, de la pleurésie fibrineuse, et une légère péricardite.

Pas d'infarctus rénaux, ni d'abcès myocardiques.

2° Injection intra-veineuse à 4 lapins sans lésion valvulaire. Tous meurent entre 20 et 48 heures avec les mêmes lésions déjà décrites

Chez le n° 1 et le n° 4, les lésions pulmonaires sont plus graves, pneumonie lobaire, pleurésie et péricardite à exsudat séro-fibrineux abondant ; chez le n° 4, il y a de petites végétations sur la tricuspide ; chez les n° 2 et 3, les altérations pulmonaires sont moins marquées, sur le 2°, petites végétations rougeâtres sur la mitrale. Chez tous, tuméfaction des plaques lymphatiques sans trace d'entérite.

3° Injection d'un 1/2 c.c. de culture à un cobaye dans la plèvre droite. Au bout d'un peu plus de 24 heures, mort par pneumonie lobaire bilatérale, surtout marquée à droite avec pleurésie séro-fibrineuse, légère péricardite et rien d'autre, sinon la tuméfaction de la rate et des plaques.

Injection de 1/2 c.c. à deux souris, à l'une dans le péritoine, à l'autre sous la peau. La première meurt la nuit suivante avec une inflammation intense de toutes les séreuses, une légère tuméfaction de la rate et de quelques plaques lymphatiques de l'intestin ; l'autre souris resta un peu abattue, mais résista et se remit complètement dès le lendemain.

Les caractères biologiques du bacille isolé des produits morbides de la malade dont il s'agit, bacille qui a servi aux expériences dont j'ai rapporté les résultats, étaient bien ceux du bacille d'Eberth-Gaffky. La culture sur pomme de terre, qui est caractéristique et constitue le meilleur moyen d'affirmer son identité, en serait une preuve. Comme le bacille typhique, il varie de dimensions suivant les stades de son développement ; comme lui, il est doué de mouvements propres, très vifs, et se colore avec les couleurs d'aniline plus difficilement que les autres micro-organismes.

.....Pour me limiter au cas étudié par moi sous le rapport de l'endocardite, je ne puis faire d'autre conclusion que celle-ci : Le bacille expérimenté par moi sur des lapins, cobayes et souris, tue ces animaux par un processus général septique, qui présente quelques localisations identiques à celles de la fièvre typhoïde, et peut, sous certaines conditions produire l'endocardite. Ce bacille étant parfaitement semblable au bacille typhique par ses caractères biologiques, je ne puis faire autrement que de le considérer comme tel.

Obs. 15. — *Endocardite verruqueuse.* — Girode. Quelques faits d'endocardite maligne. *C. r. de la Soc. de biologie.* 1889, p. 622.

« .....Dans le cas d'endocardite maligne consécutive à la fièvre typhoïde, après avoir ouvert le ventricule gauche avec les précautions nécessaires, j'ai prélevé le contenu sanguin du ventricule et des portions de végétations pour ensemencer des bouillons et des gélatines. Ces différents milieux m'ont donné des cultures pures d'un bacille qui, par ses caractères, sa décoloration par le Gram, l'aspect de ses colonies sur plaques de gélatine, et surtout de ses cultures sur pommes de terre rappelait tous les caractères du bacille d'Eberth. Je crois donc avoir pris sur le fait l'agent pathogène de cette cardiopathie consécutive à la dothiénentérie ; j'ai recherché dans le même cas le bacille typhique dans un foyer de broncho-pneumonie, mais sans résultat. Au contraire, me fondant sur une certaine prédominance et une singularité des phénomènes nerveux, j'ai fait des ensemencements avec le liquide céphalo-rachidien. Les milieux ensemencés m'ont fourni de la même manière que les produits cardiaques, des cultures pures du bacille d'Eberth. »

Système nerveux.

Obs. 16. — *Affection spinale aiguë dans le cours d'une fièvre typhoïde.* — Gerschmann. Bemerkungen uber das Verhalten des Centralnerven systems bei acuten Infectionskrankheiten. *Verhandlungen des V*^{ten} *Congresses fur innere Medizin zu Wiesbaden*, 1886. Cf. *Jahresbericht de Baumgarten*, 1887.

Il s'agit d'un malade atteint de prostration, puis de paralysie avec température très élevée. Les symptômes constatés firent porter le diagnostic de paralysie de Landry. La maladie avait commencé brusquement par un frisson. Il n'y avait pas de diarrhée, et on ne découvrit pas de taches rosées. La température se maintint constamment aux environs de 40°,2 à 40°,8. Mort au début de la seconde semaine.

A l'autopsie, on trouva les lésions caractéristiques de la fièvre typhoïde, tuméfaction et ulcération des plaques de Peyer, augmentation de volume de la rate. La moelle ne paraissait pas altérée. Avec la rate on fit des cultures, et on obtint des colonies de bacilles qui, par leur mode de développement sur les divers milieux nutritifs et par leur action sur les animaux, devaient être considérés comme bacilles d'Eberth. Des cultures instituées avec des morceaux de la moelle cervicale, donnérent lieu au développement de bacilles identiques à ceux de la rate. A l'examen microscopique de coupes, on voyait dans la substance blanche, des bacilles isolés, quelquefois en petits foyers. Quelques préparations furent examinées par Gaffky, qui déclara qu'il s'agissait bien de bacilles typhiques. La moelle présentait peu d'altérations ; il y avait seulement une sorte de gonflement, avec amincissement du cylindre-axe, dans quelques petits faisceaux isolés, surtout à la partie périphérique postérieure des cordons latéraux.

L'auteur a examiné le cerveau et la moelle dans un grand nombre de cas de fièvre typhoïde. Jamais il n'y a trouvé de bacilles, il croit donc pouvoir affirmer que l'invasion des bacilles typhiques dans ces organes est constamment un phénomène particulier, qui s'accompagne le plus souvent de symptômes graves et anormaux.

Obs. 17. — *Crises éclamptiques.* — Silva. Complicanza letale rara del tifo abdominale. *Rif. med.*, 1891.

Une fillette de 10 ans, sans antécédents nerveux personnels, mais dont la mère est morte à l'âge de 19 ans, dans une attaque d'épilepsie, est prise au 12e jour d'une fièvre typhoïde, de convulsions violentes ayant tous les caractères de l'éclampsie. Les accès débutaient tout d'un coup, sans cri initial; le corps se raidissait, le tronc en opisthotonos, les membres en extension, les yeux ouverts, révulsés en haut, les pupilles contractées ne réagissant pas à la lumière. La malade devenait cyanosée; puis venaient des convulsions cloniques, avec battements des paupières.

Il n'y avait pas d'albuminurie, pas d'acétonémie.

Les accès, subintrants, continuèrent de 7 heures du matin à 2 heures de l'après-midi; à ce moment la mort survint.

A l'autopsie, on trouva les lésions ordinaires de la fièvre typhoïde; mais on ne constata pas d'altération notable des centres nerveux ni de leurs enveloppes : cependant la pie-mère était légèrement adhérente; la substance corticale hyperhémiée, un peu de liquide dans les ventricules latéraux.

Dans toutes les parties périphériques de l'écorce cérébrale, les cultures montrèrent la présence de bacilles typhiques à l'état de pureté.

L'auteur tend à attribuer les convulsions observées à la prédisposition héréditaire qui se serait manifestée sous l'influence de l'irritation produite par la présence des bacilles dans l'écorce cérébrale. Quelques expériences instituées sur des chiens lui ont montré que l'injection intra-veineuse de fortes doses de bacilles typhiques provoquait une exaltation de l'excitabilité de l'écorce cérébrale.

Obs. 18. — *Méningite purulente*. — KAMEN. Sur l'étiologie des complications de la fièvre typhoïde. *Internationale klinische Rundschau*, 1890, n⁰ˢ 3 et 4.

Un soldat d'infanterie, après 5 jours de maladie, entre à l'Hôpital militaire, le 1ᵉʳ novembre 1889, avec des phénomènes typhiques accentués : fièvre élevée 40⁰,5, tuméfaction de la rate, diarrhée.

Le 4 novembre. Violente céphalée.

Le 5. Sensibilité de la nuque, délire.

Les 6, 7, 8. Délire, perte de conscience.

Le 9. Mort.

A l'autopsie, on trouve une méningite limitée à la convexité, avec un exsudat gélatineux jaune verdâtre. La rate est grosse, molle, congestionnée, adhérente. Dans l'intestin grêle, à 10 centimètres de la valvule iléo-cæcale, une ulcération ronde à bords infiltrés, recouverte d'une eschare brunâtre. La partie inférieure de l'iléon et le cæcum sont injectés; au voisinage de l'ulcération, un ganglion tuméfié.

EXAMEN BACTÉRIOLOGIQUE. — Avec la rate on fait des préparations sur lamelles colorées à la fuchsine phéniquée. On y voit des bacilles peu nombreux, identiques au bacille d'Eberth; pas d'autre micro-organismes.

Avec l'exsudat cérébral on fait des préparations par frottis, et des cultures. Dans les préparations par frottis, on voit, également répartis sur toute la surface, des bâtonnets absolument identiques au bacille typhique, par leur forme, leur grandeur, leurs vacuoles.

On a fait des cultures de contrôle sur agar et pomme de terre, il s'est développé 2 ou 3 colonies d'un petit coccus très analogue au micrococcus versicolor de Flügge; son aspect dans les cultures est totalement différent de celui des cocci pyogènes; il s'agit, à n'en pas douter, d'une impureté.

Conclusions :

1⁰ L'examen bactériologique de la rate et du ganglion a confirmé le diagnostic de typhus abdominal, porté d'après les symptômes cliniques et les lésions anatomo-pathologiques.

2° Dans l'exsudat méningé, l'examen microscopique décelait uniquement le bacille typhique, et en quantité considérable ; on a obtenu ce même micro-organisme en cultures pures.

3° La précocité de la mort ne permet pas d'admettre qu'il ait pu exister dans les méninges d'autres microbes qui auraient disparu si rapidement sans laisser de traces.

4° Toutes ces considérations nous obligent à considérer qu'il s'agit dans ce cas d'une méningite typhoïde, déterminée par le bacille typhique. La forme anatomique était celle d'une inflammation fibrino-purulente.

Obs. 19. — *Méningite séro-purulente.* — FERNET. *Bull. de la Soc. des hôpit.*, 1891, n° 23, p. 361.

Clémentine R..., 29 ans, entre à l'hôpital le 15 novembre 1890.

C'est une fille vigoureuse et bien musclée, d'une bonne santé habituelle. Elle serait malade depuis une quinzaine de jours ; un dimanche, elle était sortie dans la journée, elle fut mouillée par la pluie ; le soir même, elle éprouvait un violent frisson et, le lendemain, une céphalalgie intense. Depuis ce moment, le mal de tête a persisté, occupant le sommet de la tête, en travers, et il a été le symptôme dominant de la maladie. Il n'y a pas eu d'épistaxis, ni diarrhée, mais plutôt tendance à la constipation ; depuis quatre jours, il est survenu des vomissements bilieux qui se répètent quatre ou cinq fois par jour.

La langue est étalée, rouge sur les bords, recouverte au milieu d'un enduit blanc jaunâtre ; l'haleine exhale une odeur fétide, un peu fécaloïde, qu'on trouve souvent au début de la fièvre typhoïde. Le ventre n'est pas ballonné, il est plutôt plat ; il est un peu sensible à la pression, sans prédominance au niveau de la fosse iliaque droite où on ne trouve pas de gargouillement. Pas de taches rosées.

Pouls 92. Température, 39°,4 le soir de l'entrée ; 38° le lendemain matin.

On incline vers le diagnostic de fièvre typhoïde avec phénomènes méningitiques.

Traitement par les bains à 20°. Les vomissements bilieux ont cessé depuis le jour de l'entrée. Toujours pas de taches ni de diarrhée.

Le 20 novembre. Un peu de strabisme et d'exophtalmie ; rétention d'urine ; céphalalgie toujours intense. Pas de paralysie, ni troubles de la sensibilité. Tous les symptômes vont s'aggravant, la malade se tient couchée en chien de fusil ; à partir du 23, la température s'abaisse aux environs de 37°, sans qu'il y ait aucune amélioration ; le pouls reste régulier, 100 à 112.

Le 26. Température 36°,4 ; pouls, 128 ; coma complet ; pupilles inégales. Mort.

Autopsie. — L'intestin présentait une grande plaque de Peyer boursouflée à la partie inférieure de l'iléon. La rate, peu volumineuse, était de consistance assez ferme. Pas de tubercules dans les poumons ; quelques adhérences au sommet droit ; une congestion marquée au sommet gauche.

Les méninges contenaient une grande quantité de liquide sous-arachnoïdien particulièrement abondant au niveau de l'isthme de l'encéphale. La pie-mère se détachait assez difficilement de la surface des circonvolutions ; après qu'elle était détachée, elle paraissait semée de petites granulations qui ressemblaient à de très fines granulations tuberculeuses, mais qui n'étaient que de petites parcelles de substance cérébrale entraînées en enlevant la pie-mère, et en effet, si on plonge la pie-mère dans l'eau, ces granulations disparaissent par dissociation.

Examen bactériologique par M. Girode :

« On était frappé, en soulevant l'encéphale, de l'abondance de liquide louche amassé au niveau du confluent central et au-devant de la région bulbo protubérantielle. Une portion de ce liquide a été recueillie dans de bonnes conditions, à l'aide de pipettes stérilisées.

Des ensemencements ont été faits immédiatement en bouillon, sur gélatine par piqûre et par strie, et sur gélose. Quatre gélatines ensemencées régulièrement ont servi à faire des plaques dans des cristal-lisoirs Petri. Gélatines abandonnées à 23°, géloses et bouillons mis à l'étuve à 35°.

Tous les milieux se sont régulièrement peuplés d'une culture pure d'un microbe ayant les caractères suivants : forme bacillaire courte, et d'ailleurs avec des variations de dimension longitudinale ; mobilité nette à l'examen en chambre humide ; coloration facile mais peu stable ; décoloration rapide par la méthode de Gram.

Pas de liquéfaction de la gélatine. En strie, culture en couche mince à transparence gris bleuâtre. Colonies sur plaques un peu montueuses. En transportant sur pomme de terre la culture développée, soit sur gélose, soit sur plaque, on obtient la mince couche blanchâtre, luisante et comme vernissée, non saillante, qui est encore aujourd'hui la meilleure et la plus sûre caractéristique du bacille typhique.

Il s'agit donc ici d'une localisation méningée du bacille d'Eberth, d'une fièvre typhoïde à localisation méningée. »

Obs. 20. — *Méningite suppurée.* — Balp. *Riv. gener. ital. di clinica medica*, 1890, n° 17, p. 406.

Un garçon de 15 ans, filateur, entre à l'hôpital le 5 mars 1890.

Il est tombé d'un étage et a perdu connaissance. On constate une fracture de l'humérus droit, une forte contusion à la tête, une épis-taxis abondante. Température 37°,5. Les jours suivants la température s'éleva et resta matin et soir aux environs de 38°,5 ou 39°. Le 12 mars elle atteint 40°, mort dans la journée. Les phénomènes observés dans les derniers jours avaient fait soupçonner le développement d'une méningite cérébro-spinale.

Autopsie, le 13 mars. Méningite purulente diffuse de la voûte et de la base du crâne. Il existe une fente de la lame criblée de l'ethmoïde qui se prolonge dans la fosse cérébrale moyenne ; la dure-mère est déchirée en plusieurs points, ainsi que la muqueuse nasale de la narine gauche d'où résulte une communication entre l'extérieur et les méninges.

Les méninges spinales sont extrêmement distendues par un pus crémeux, dense, jaunâtre, sans odeur caractéristique.

Rien à noter dans les viscères, sauf l'état de la rate très tuméfiée, friable, présentant des follicules gros et saillants. Rien dans l'intestin. Avec les précautions habituelles d'asepsie, on prend du pus des méninges, du sang du cœur, et de la pulpe splénique, qu'on sème en bouillon.

Au bout de 48 heures, tous les tubes étaient troubles et contenaient de nombreux bacilles, courts et gros, des cocci qui, à un fort grossissement, prenaient aussi la forme de bacilles, et d'autres formes analogues au diplocoque. Aucune de ces formes ne résistait au Gram.

Étant dans le doute sur la question de savoir s'il s'agissait d'espèces bactériennes différentes, j'ai fait des plaques de gélatine. Il se développa deux formes de colonies, les unes moins nombreuses, nettes, surélevées, bien limitées, blanchâtres, peu étendues, ne fluidifiant pas, formées de gros cocci et de diplocoques; les autres, rondes, superficielles, ne fluidifiant pas, d'aspect filamenteux, légèrement blanchâtres, composées de bacilles et de diplocoques ne résistant pas au Gram.

Un cobaye, inoculé sous la peau avec 2 c. c. de bouillon, meurt en moins de 12 heures, et on retrouve dans le sang des bacilles ne résistant pas au Gram, très semblables à ceux des cultures.

Avec les deux formes de colonies des plaques, j'ai fait des tubes de bouillon et de gélatine. Le bouillon se trouble rapidement; on l'inocule sous la peau à deux cobayes; l'un meurt au bout de 18 heures, l'autre au bout de 30 heures. L'autopsie du premier ne montre pas de lésion au point d'inoculation, ni dans les organes internes, la rate n'était pas tuméfiée, et dans celle-ci, comme dans le sang, on retrouve des bacilles courts, épais, ne résistant pas au Gram.

Le 24 au soir, éprouvant déjà depuis quelques jours un grand malaise et de la fièvre, j'eus une forte élévation de température; je dus prendre le lit et brusquement apparurent les symptômes de la fièvre typhoïde.

Mon ami, le Dr Belfanti, fit l'autopsie du deuxième cobaye, et retrouva les mêmes bacilles que j'avais vus dans le premier. Il faut noter que celui-ci avait été inoculé avec la culture de cocci. En même temps un des deux collègues qui avaient pratiqué l'autopsie du filateur, prit aussi une grave infection typhoïde, et l'autre eut à souffrir plusieurs jours d'inappétence et de légères élévations vespérales de température (38°, 38°,5), symptômes qui cédèrent à une diète rigoureuse, principalement liquide.

Au commencement de mai je repris l'étude du cas. Je constatai que dans aucun tube la gélatine n'était liquéfiée, et qu'il s'était formé à la surface une couche blanche peu élevée qui couvrait toute la gélatine.

Je renouvelai la culture et inoculai deux cobayes et un lapin. Les cobayes moururent dans l'espace de 5 à 6 jours, le lapin survécut.

Je cherchai alors à faire le diagnostic de la nature de l'infection. La première idée qui m'était venue était qu'il s'agissait du pneumo-bacille de Friedlaender ou d'une forme de proteus ; car il y a des proteus comme le capsulatus hominis de Bordoni qui ne liquéfient pas la gélatine. Je fis donc des tubes, des plaques, et des inoculations de l'un et de l'autre de ces microbes, car je vis que les caractères du bacille trouvé par moi se rapportaient moins à ceux-ci qu'au bacille d'Eberth et à ses congénères, et je continuai mes recherches dans ce sens.

Propriétés biologiques : Ayant constaté le fait que le bacille en question se développe facilement sur agar, bouillon et gélatine, sans liquéfier cette dernière ; ayant constaté aussi son mode déjà décrit de développement sur les plaques et ses réactions de coloration, je fis avec les bacilles provenant du sang du dernier cobaye mort et avec les vieilles cultures, un grand nombre d'ensemencements sur pommes de terre cuites et stérilisées ; et je notai que quelques-unes présentaient l'aspect caractéristique de la culture typhique, tandis que d'autres se développaient en couche épaisse, jaunâtre, le long de la strie d'inoculation, pour s'étendre ensuite sur toute la pomme de terre.

Dans toutes, se trouvaient des formes bacillaires courtes, ne prenant pas le Gram. En faisant des passages, j'ai vu que pour des motifs qui m'échappaient, tantôt d'une culture caractéristique du bacille typhique se développait une couche épaisse, jaune sale ou brune, et tantôt de celle-ci une culture caractéristique de typhus. Ceci se produisait quelle que fût l'origine de la semence, qu'elle provînt de cultures de la rate ou du sang, qu'on avait eu soin de tenir séparées, celles provenant du pus méningé étant mortes presque subitement. Je notai qu'en moyenne es cultures en couche jaune étaient quatre fois plus nombreuses que celles considérées comme caractéristiques.

En goutte pendante, les bacilles présentent des mouvements très vifs.

Sur milieux colorés à la fuchsine, nos bacilles, comme des bacilles typhiques d'une autre origine, ne se colorèrent pas du tout, même au bout d'un long temps. Même difficulté de coloration dans les préparations sur lamelles.

Ensemencés dans des tubes d'agar et recouverts d'une épaisse couche d'agar liquéfié, nos bacilles et ceux du typhus se développent également.

Enfin, en ajoutant aux milieux nutritifs de petites doses d'acide phénique, selon la méthode proposée par Chantemesse et Widal, il y avait un développement. Mais en faisant des expériences de contrôle avec une grande quantité d'autres micro-organismes, j'ai vu qu'ils se comportaient à peu près de la même façon que les bacilles typhiques, ce qui me fait considérer cette réaction comme peu sûre.

A 10 c. c. de bouillon ensemencé avec notre bacille et à une autre culture typhique témoin, j'ai ajouté après 24 heures 1 c. c. d'une solution de nitrate de potasse à 0,02 0/0, puis quelques gouttes d'acide sulfurique ; je n'ai pas obtenu la réaction de l'indol.

500 grammes de viande finement hachée sont introduits dans un ballon avec 1500 gr. d'eau, de la peptone et du sel selon la formule habituelle. Après avoir fait cuire le tout longtemps dans le stérilisateur

à vapeur, j'ai neutralisé, fait recuire, puis inoculé le bouillon en question, pendant que dans un autre ballon, j'inoculais le bacille typhique. Une fois le ballon fermé hermétiquement avec des bouchons stérilisés et portant une tubulure, j'ai pris celle-ci en communication avec un flacon laveur contenant une solution d'acétate de plomb, et j'ai aspiré 2 fois par jour les gaz qui se produisaient, au moyen d'un appareil de Hesse. Durant 8 jours, ni spontanément, ni par aspiration on n'a pu vérifier la présence d'hydrogène sulfuré. Au bout de 8 jours d'incubation, j'ai réacidifié la purée de viande avec HCl (la viande n'avait pris aucune odeur spéciale). Je l'ai fait chauffer 1 heure à 70°; j'ai filtré puis neutralisé, distillé dans le vide, évaporé lentement les 2,3 du liquide, et recherché dans le résidu la réaction de l'indol. Pour l'un comme pour l'autre ballon le résultat fut négatif (Weill et Kitasato. *Zeitsch f. Hyg.* Juin 1890).

En dernier lieu, j'ai expérimenté le pouvoir réducteur de mon bacille par la méthode de Frankland et Grace-Frankland (*Zeitsch. f. Hyg.*, 1889).

Dans une solution ammoniacale composée de chlorure d'ammonium, chlorure de calcium, phosphate de potasse, sulfate de magnésie, glucose, peptone et carbonate de soude, j'ai ensemencé mon bacille et celui d'Eberth.

Après 5 ou 6 jours, les cultures à 37° présentaient une légère réaction nitrique par le réactif de Röhman. Le liquide, préalablement examiné avec soin, était absolument exempt de nitrates et de nitrites.

Même expérience avec une seconde série de ballons pleins du même liquide, mais dans lequel le chlorure d'ammonium était remplacé par du nitrate de chaux à égale dose. Après le même temps, le liquide soumis au réactif de Nessler, présentait une réaction ammoniacale évidente, qu'il n'avait pas auparavant.

Restait enfin l'épreuve conseillée par Max Holz, sur la gélatine de pomme de terre : je ne l'ai pas entreprise, parce que je considérais déjà comme suffisants les caractères obtenus pour le diagnostic de l'infection. J'ajoute qu'aucune, ni parmi les jeunes, ni parmi les vieilles cultures ne présenta jamais d'odeur spéciale caractéristique.

Tout portait à croire qu'il s'agissait vraiment d'une méningite due au bacille d'Eberth, sauf l'aspect sur pomme de terre qui était irrégulier. Mais il faut noter qu'Ali-Cohen décrit déjà quatre modes de développement du bacille typhique sur pommes de terre, et Fraenkel et Simmonds parlent aussi d'une forme atypique de développement liée à la plus ou moins grande alcalinité du milieu nutritif.

Dans ces derniers temps, le Dr Belfanti a publié dans ce journal quelques recherches faites avec des cultures typhiques de diverses provenances, et conclu que la forme décrite comme caractéristique n'est pas absolue, mais varie selon le degré d'acidité de la pomme de terre, et représente probablement une culture atténuée ou par la vieillesse ou l'acidité de la pomme de terre, ou par la température à laquelle elle s'est développée.

Semblables observations ont été faites en France par Roux et Rodet qui ont remarqué que les cultures provenant du sang prenaient sur pomme de terre l'aspect caractéristique, ce qui n'était pas le cas pour celles provenant des fèces, ils concluent même à l'identité du bacille typhique et du bacterium coli commune.

Quel que soit le nombre des bacilles analogues au bacille typhique, les caractères que présentait le bacille étudié par moi étaient tellement semblables à ceux du véritable bacille d'Eberth, que je me crois autorisé à conclure que la méningite de Carello était due à une infection typhique.

Cela posé, quelle a été la porte d'entrée de l'infection ?

Ici se présentent 3 probabilités.

1° C. avait au moment de l'accident une infection typhique à la période d'incubation. 2° C. a contracté une infection à l'hôpital par le tube digestif. 3° C. a contracté une infection à l'hôpital directement par des bacilles typhiques qui transportés par l'air ont traversé l'ouverture accidentelle et atteint ainsi les méninges.

La question est difficile à résoudre, et importante non seulement au point de vue étiologique, mais au point de vue médico-légal.

Dans les deux premiers cas, la méningite s'expliquerait en admettant que tant par l'âge (18 ans) que par le traumatisme, les méninges étaient devenues un locus minoris resistentiae, et par suite ont été brusquement atteintes par l'infection. En ce cas, la rapidité de l'évolution explique pourquoi, outre l'énorme tuméfaction de la rate, on n'a pas rencontré d'autres lésions typhiques spécialement dans le tube intestinal.

Les 2e et 3e probabilités ont contre elles nos connaissances sur la période relativement longue de l'incubation de la fièvre typhoïde ; mais l'objection perd de sa force si on songe qu'une longue préparation est probablement nécessaire pour qu'une muqueuse continuellement exposée à toutes les infections, comme la muqueuse intestinale, laisse s'établir l'infection typhique, tandis qu'il n'en est pas de même pour un tissu aussi délicat et vascularisé que sont les méninges, avec la circonstance aggravante d'une lésion traumatique profonde, qui les mettait dans les meilleures conditions pour être infectées. Ceci est prouvé encore par les expériences sur les animaux, chez lesquels la méningite se produisait très rapidement après l'inoculation par trépanation du crâne.

Beaucoup de raisons militent pour ou contre ces probabilités. On a déjà exprimé l'idée que l'infection typhique d'un organe serait comme une sorte de vaccin pour les autres organes qui ne pourraient plus la contracter, et Mirley a trouvé le bacille typhique dans le cerveau d'un typhique qui n'était pas mort de méningite. Girode l'a trouvé dans les végétations valvulaires et dans le liquide céphalo-rachidien d'un autre typhique non méningitique, et Chantemesse et Widal l'on trouvé dans le cerveau de 4 individus qui n'avaient jamais eu la fièvre typhoïde (1).

(1) L'auteur commet ici une erreur due sans doute à un lapsus calami. Chantemesse et Widal ont trouvé 1 fois sur 8 recherches, le bacille typhique dans les méninges d'individus *morts de fièvre typhoïde*, mais qui n'avaient pas présenté de symptômes cérébraux notables.

De plus, les statistiques affirment l'extrême rareté de la méningite au cours de la fièvre typhoïde.

D'autre, part il semble que C... était tout à fait bien avant sa chute, et il n'est pas improbable, surtout en raison de la proximité et des larges communications entre les salles de chirurgie où était C. et celle de médecine, que des bacilles typhiques provenant de la lingerie, des habits de typhiques guéris, transportés par l'air, aient pu pénétrer par la fente osseuse, et porter l'infection directement aux méninges. Je laisse la question en suspens en attendant le résultat de quelques recherches bactériologiques faites sur les poussières atmosphériques de ladite salle de chirurgie et des salles de médecine. Une partie des résultats de ces recherches feront le sujet de la thèse du Dr Vigo.

Des propriétés biologiques de cette infection typhique ressortent quelques faits très intéressants. Les auteurs ne sont guère d'accord pour attribuer aux cultures de bacille typhique, la propriété pathogène pour les animaux ; beaucoup même la nient complètement.

On en comprend la raison, si l'on pense que beaucoup d'expérimentateurs se sont servi de cultures donnant la forme caractéristique sur pomme de terre, et qui, par suite, étaient probablement atténuées, et provenaient de cas déjà avancés, et qui avaient subi plusieurs jours de hautes températures. Moi-même, j'ai eu l'occasion de cultiver le bacille typhique des organes d'un fœtus expulsé par une mère typhique, après environ quatre semaines de maladie. Les cultures sur pommes de terre avaient l'aspect caractéristique, et ne donnèrent jamais la mort aux animaux. Du reste, Eiselberg, Chantemesse, Adenot et d'autres ont obtenu la mort de souris et de cobayes à qui ils injectaient, soit par voie hypodermique, soit dans les veines, des cultures typhiques ; principalement quand celles-ci formaient sur pomme de terre la couche épaisse que nous avons décrite. Mais dans aucun des cas publiés, la virulence n'était aussi grande que dans mon cas, puisqu'il suffisait d'un centimètre cube de culture en bouillon pour tuer en sept heures un gros cobaye. Cette virulence s'atténua progressivement, et finalement il se passait plusieurs jours avant la mort de l'animal.

Du reste, l'infection si rapidement contractée par le prosecteur et par moi, si, comme cela paraît probable, nous l'avons bien prise dans ce cas, affirme la facilité avec laquelle elle pourrait se transmettre directement et sans avoir besoin de passer par le sol, selon la théorie de Pettenkofer.

Un autre fait intéressant est la façon dont le bacille se comporte dans le sang des animaux. Dans les premières et les plus virulentes infections, on trouvait 8 à 12 bacilles dans toutes les préparations, dans les dernières autopsies, il fallait parfois en faire plusieurs pour en trouver un seul. En tout cas, il paraît bien établi que le bacille peut passer dans le sang des animaux et probablement aussi se trouver dans le sang de l'homme.

Obs. 21. — *Méningite cérébro-spinale.* — Messi et Carbone. *Riforma medica*, janvier 1893, n°2.

Q..., Maria, 6 ans, entre à l'hôpital le 29 août 1892. Depuis le 20 août, elle a souffert de céphalée, anorexie, constipation et fièvre. T. 40°. P. 120. R. 30.

Langue chargée : râles ronflants et sibilants dans les bases ; abdomen météorisé ; roséole évidente, pas de tuméfaction de la rate ; gonflement iléo-cœcal, diarrhée. Jusqu'au 25 septembre la température oscille entre 39° à 39°,5 le matin, 39°,5 à 40°,2 le soir. Apyrexie complète le 29 septembre. Après 3 jours de bien-être relatif, la scène change le 3 octobre. Frisson violent, céphalée intense, vomissements, fièvre de 39°,2. Puis apparaissent du délire, de l'opisthotonos, de la contracture des membres, de l'amblyopie — les pupilles, dilatées, réagissent mal — pas de tubercules de la choroïde. Mort dans le coma le 7 octobre.

Le défaut d'antécédents héréditaires ou personnels, l'évolution rapide excluent la tuberculose, et assurent le diagnostic de méningite cérébro-spinale infectieuse. Mais quel en était l'agent pathogène?

Autopsie. — Méningite cérébro-spinale fibrino purulente. Dilatation des ventricules latéraux. Bronchite des moyennes et petites bronches.

Rate petite. Nombreuses ulcérations typhiques en voie de cicatrisation à la fin de l'iléon et dans le côlon. Ganglions mésentériques hyperplasiques, quelques-uns ramollis et nécrosés au centre.

Jusqu'à ce jour tous les diagnostics de bacilles typhiques trouvés dans des méningites ont été faits avec des caractères insuffisants pour distinguer ce microbe du coli-bacille. Actuellement nous possédons les critères suivants :

1° Le bacille typhique a une grande mobilité qui manque presque complètement au bacille du côlon quand il est cultivé à une température non supérieure à 37°.

2° Le bacille typhique ne donne pas la réaction de l'indol.

3° Si l'on gratte une gélatine où s'est développé un bacille typhique normal, et si on réensemence du bacille typhique, il n'y a pas de développement ; au contraire, le coli-bacille prolifère dans ces conditions.

4° Le bacille typhique, à l'inverse du coli-bacille, ne fait pas fermenter la lactose.

Sans entrer dans le détail de nos examens bactériologiques, disons que soit dans le pus des méninges, soit dans la rate, n'existait qu'une seule forme bacillaire présentant, outre les caractères morphologiques du bacille d'Eberth, tous ceux que nous avons énumérés ci-dessus. Sur pomme de terre, couche mince, transparente, presque invisible. Beaucoup d'exemplaires ensemencés en bouillon lactosé n'ont jamais donné lieu à aucun dégagement de gaz. Nous devons donc conclure que dans notre cas la méningite purulente était vraiment due au bacille d'Eberth.

Organes génitaux.

Obs. 22. -- *Orchite suppurée*. — Tavel. *Correspondenzblatt für Schweizer Aerzte*, 1887, p. 690.

Un homme de 35 ans était soigné à l'hôpital pour une fièvre typhoïde, depuis la fin de septembre jusqu'au milieu de novembre. Tout à coup, étant encore à l'hôpital, il fut pris d'une orchite gauche avec douleurs dans l'aine. Douleurs locales vives, rougeur, gonflement et œdème de tout le scrotum. En même temps, fièvre de 38°5 à 39°. Aujourd'hui, après 5 semaines, le malade est apyrétique. La tuméfaction a diminué et n'a plus que la grosseur d'une petite pomme ; on ne distingue pas l'épididyme du testicule. La peau du scrotum est dure et œdématiée ; la prostate et les vésicules séminales sont saines.

A la surface de la tumeur, il existe quatre élevures violacées, fluctuantes, le reste de la tumeur est dur.

Le 21 décembre, on fait une ponction aseptique, le pus est semé aussitôt dans 2 tubes de gélatine liquéfiée qui servent à inoculer d'autres tubes et des plaques ; puis trois tubes d'agar qui sont mis à 32°. Les préparations de pus sur lamelles colorées par le bleu de méthylène montrent toutes plus ou moins de bacilles d'épaisseur à peu près égale, de longueur variable, avec des espaces clairs ; ils sont isolés ou par groupes. Ils se colorent difficilement et lentement. La méthode de Gram décolore les préparations complètement.

Dans un des tubes de gélatine, ont poussé trois colonies ; dans l'autre cinquante environ. Les autres (2° dilution) sont restés stériles.

Les colonies ne fluidifient pas la gélatine ; elles se composent de bacilles très mobiles, difficiles à colorer, présentant des vacuoles, et s'unissant quelquefois en filaments. Les cultures sur agar et sur pomme de terre ont montré les caractères connus du bacille d'Eberth.

Ce microbe existait donc seul et abondamment dans le pus de l'orchite.

Obs. 23. — *Orchite suppurée*. — Jaccoud-Ménétrier-Thiroloix. Observation résumée d'après la thèse de M. le Dr Peis : *Sur l'action pyogénique du bacille typhique*. Paris, 1891.

Jean C.... 29 ans, entre à l'hôpital le 24 septembre 1890. Il est au huitième jour d'une fièvre typhoïde : température du soir, 39°,2. Les jours suivants, le thermomètre oscille entre 39° et 40°,2. Le 2 octobre, 16° jour de la maladie, la fièvre commence à baisser. Du 5 au 12 octobre, la température, toujours basse, oscille entre 36°,7 et 37°,6. Le 22 octobre, 26° jour, la fièvre reprend brusquement le soir et atteint 39°,5 en 48 heures. C'est une rechute absolument typique, déclare le Pr Jaccoud. Cette rechute dure 16 jours, du 12 au 28 octobre. Le 29 octobre, commença la convalescence ; du 29 au 1er novembre, la température est inférieure à 37°.

Le 1er novembre, 41e jour de la maladie, le malade, en pleine convalescence de sa rechute, accuse dans le testicule droit une douleur non très vive, mais dont il se plaint. La glande est plus sensible à la pression, mais elle n'a changé ni de volume, ni de consistance. Pas d'adénopathie inguinale.

Le 4 novembre, la douleur s'exagère, mais la température ne dépasse pas 37°,8. Le testicule, augmenté de volume, est très dur. A sa partie supérieure, on sent une tuméfaction très nette et plus douloureuse.

Le 5, le testicule a plus que doublé de volume ; l'épididyme n'est pas tuméfié, la peau du scrotum est rouge, luisante. La palpation du cordon provoque de vives douleurs. Le 7, une ponction faite avec la seringue de Pravaz en pleine tumeur ne ramène pas de liquide. Le 10 au soir, la température s'élève brusquement à 40°, elle reste au-dessus de 38° jusqu'au 17. Les douleurs, très aiguës, irradient dans les lombes.

A partir du 27, la fièvre diminue ; la température est normale jusqu'au 7 décembre. Le D' Jaccoud fait remarquer que cette durée de un mois est tout à fait exceptionnelle pour une inflammation parenchymateuse destinée à finir par la suppuration. Il se forme en effet un abcès qu'on ponctionne le 11. Le liquide est blanchâtre, lactescent. D'autres abcès sont ouverts les jours suivants, et il s'élimine un bourbillon que l'examen microscopique montre composé de tubes séminifères.

Le 25 janvier 1891, le malade sort guéri. Le testicule droit a totalement disparu dans la fonte purulente ; l'épididyme est resté indemne.

EXAMEN BACTÉRIOLOGIQUE. — Lors de la première ponction, le 11 décembre, le pus fut examiné et ensemencé. Sur lamelles, on constata au milieu des leucocytes de nombreux bacilles effilés aux deux bouts, prenant mal les couleurs d'aniline et présentant une vacuole centrale.

Les cultures sur glycérine, agar, sérum, contenaient une seule espèce bacillaire douée de mouvements rapides, et présentant la morphologie du bacille d'Eberth. Le pus recueilli le 16, fut cultivé sur agar fuchsiné ; on obtint encore des colonies caractéristiques de bacille d'Eberth colorées entre deux lignes décolorées (Classer). Une souris inoculée dans le péritoine avec du pus de la première ponction délayé dans du bouillon, mourut en 12 heures, après avoir eu une abondante diarrhée. Tous les liquides de cette souris n'ont fourni que des cultures de bacille typhique.

OBS. 24. — *Epididymite suppurée.* — GIRODE. *Arch. de méd. expérim.*, 1892.

Col..., Maxime, 29 ans, entre à l'hôpital le 20 mai 1891. Il est alité depuis 9 jours, mais les premiers symptômes ont apparu depuis 15 jours ; céphalalgie, courbature, épistaxis, anorexie, diarrhée, fièvre.

Aspect typhoïde très prononcé, décubitus dorsal immobile, narines pulvérulentes, langue grillée, réponses difficiles et vagues. Ventre ballonné, peu douloureux, recouvert d'une éruption moyennement confluente de taches rosées lenticulaires ; diarrhée, urines rares, foncées, fortement albumineuses. Bronchite généralisée assez intense. Traitement par les bains froids. Le 30, il s'est développé dans la nuit une tuméfaction de la moitié droite des bourses, avec rougeur, et un peu de chaleur locale. L'exploration du testicule droit à travers les enveloppes est facile et révèle l'existence d'un gonflement inflammatoire assez dur qui paraît limité à l'épididyme ; le testicule ne semble pas sensiblement plus gros et n'est pas douloureux. La sensibilité de l'épididyme lui-même n'est pas très vive. La moitié gauche du scrotum est normale. Le trajet du cordon à droite n'offre rien de particulier. Il n'existait pas de blennorrhagie à l'entrée ni auparavant, et l'urèthre est actuellement tout à fait normal. Le malade urine spontanément et régulièrement.

2 juin. La température tend à s'élever un peu, la bronchite se transforme en broncho-pneumonie.

Le 4. Dyspnée, cyanose. L'épididyme est toujours dans le même état, gonflé et en apparence indolent.

Le 5, mort par asphyxie croissante.

AUTOPSIE. — Lésions caractéristiques de la muqueuse intestinale, des plaques de Peyer, des ganglions mésentériques. Rate grosse (500 gr.). Hépatisation broncho-pneumonique des deux poumons ; pas de tubercules.

L'appareil vasculaire afférent au côté droit du scrotum est plus développé et congestionné. La cavité vaginale droite renferme 4 à 5 centim. cubes de sérosité légèrement sanguinolente. Du reste, la séreuse a conservé son poli et offre seulement un peu plus de vascularisation sur le feuillet pariétal, à mesure qu'on approche de l'épididyme. Toute la glande testiculaire proprement dite est normale de couleur, de consistance et d'aspect sur les coupes. Mais l'épididyme est notablement modifié. Cet organe étant isolé avec soin ainsi que le canal déférent et les principaux vaisseaux, il est aisé de reconnaître que la tuméfaction occupe la queue de l'épididyme. Cette dernière région est volumineuse, et dépasse la saillie de la tête surtout en largeur. Elle offre une consistance ferme et une couleur noirâtre congestive qui tranche sur la teinte rosée des parties voisines. La séparation des enveloppes à ce niveau est un peu difficile, quoiqu'il existe entre elles une légère infiltration œdémateuse. En incisant la tuméfaction épididymaire en travers, on constate l'existence d'une suppuration à son centre. Cette suppuration a un caractère aréolaire et semble s'être faite par petits foyers qui forment autant de grains purulents sur la coupe. L'incision a rencontré également une collection plus importante atteignant le volume d'une petite noisette et d'où s'écoule un pus crémeux, jaunâtre. Une des cavités renfermait du pus de couleur chocolat. La substance épididymique entre ces grains purulents est brunâtre. Le canal déférent dès son origine paraît normal sur une coupe transversale. Il existe dans la tête de l'épididyme un petit kyste un peu tendu, renfermant un 1/2 c.c. de liquide à peine louche, un peu visqueux, où le microscope ne démontre que quelques leucocytes libres, beaucoup d'épithélium cilié et de grands leucocytes englués dans une boule muqueuse ou hyaline. Il n'y a pas de spermatozoïdes.

Examen bactériologique. — Le liquide vaginal ne présente ni à l'examen direct, ni dans les cultures, aucune trace de micro-organismes. Le pus examiné sur lamelles montre, au milieu de globules blancs et d'assez nombreuses hématies, des bacilles courts, isolés ou par groupes, d'aspect assez uniforme, quelques-uns en navette, se décolorant par la méthode de Gram.

Dans des cultures en bouillon, sur gélatine, gélose, gélose fuchsinée (Glasser), pomme de terre, on retrouve le même bacille, très mobile, et dont tous les caractères sont identiques à ceux du bacille d'Eberth. Nul autre micro-organisme.

Deux souris, inoculées dans le péritoine avec 1/2 c. c. d'une culture en bouillon de 24 heures, succombent en 16 et 18 heures. Le bacille injecté a été retrouvé dans les organes, en particulier à l'état de pureté dans le péritoine et la rate tuméfiée.

La rate du même malade a servi à la même série de recherches qui ont donné des résultats absolument identiques.

Corps thyroïde.

Obs. 25. — *Strumite suppurée.* — Kummer et Tavel. Deux cas de strumite hématogène. *Revue de chirurgie*, juin 1891.

Mlle Lina R..., 26 ans, entre à l'hôpital le 20 octobre 1890. Elle souffre d'une dyspnée considérable survenue à la suite d'une enflure du cou. Elle est atteinte d'un goitre depuis l'âge de 12 ans. Huit jours avant son entrée, sans cause apparente, elle a été prise de maux de ventre et de diarrhée; malgré l'emploi de divers médicaments, le dérangement intestinal persista, accompagné de fièvre, jusqu'à la veille de l'entrée à l'hôpital.

Deux jours après le commencement de ce dérangement, la malade sentit des douleurs dans le côté droit du cou qui, peu à peu, enfla considérablement. La peau s'infiltra, devint douloureuse à la pression, et en même temps l'oppression devint telle que la position couchée était impossible. Température 38°,3. Nous admettons une strumite du lobe droit de la glande thyroïde et le lendemain, nous procédons à l'extirpation de ce lobe. Les suites de l'opération furent des plus simples. La température la plus élevée, 38°,2 a été observée le soir du lendemain de l'opération. Les fils de soie ont été enlevés le surlendemain. La malade est maintenant parfaitement guérie.

Le kyste suppuré a pu être extirpé sans ouverture quelconque; il a été envoyé à M. le Dr Tavel pour l'examen bactériologique.

Examen bactériologique. — La tumeur est plongée un quart d'heure dans une solution acide de sublimé à 1 p. 0,00. Elle se compose de deux kystes distincts. En sortant du bain de sublimé le kyste le plus résistant est cautérisé au fer rouge à sa surface, puis un fin couteau

porté au rouge est plongé dans le kyste, faisant ainsi une petite ouverture par laquelle s'échappe un liquide sanguinolent brunâtre. Inoculation immédiate de deux tubes d'agar et trois de gélatine. Tous restent
stériles. Dans le liquide, on ne trouve ni cellules de pus ni microbe
d'aucune sorte.

Le plus gros kyste est ponctionné de la même manière, il s'en écoule
un liquide jaune paille, trouble, mêlé de lamelles de cholestérine déjà
visibles à l'œil nu. Le liquide ne présente aucune odeur, et se compose
de cellules de pus en grand nombre, de rares globules rouges, de cellules épithéliales et de cristaux de cholestérine. Les cellules de pus
présentent en grande partie une dégénérescence graisseuse prononcée.
Le liquide contient aussi des bacilles qui se colorent par la méthode
de Lœffler, ou de Ziehl, mais non par la méthode de Gram. On fait des
cultures sur plaques et en tubes de gélatine, d'agar simple, d'agar gly-
cériné et d'agar sucré, et on inocule deux cobayes sous la peau du ventre avec 1,2 c. c. du liquide du kyste.

Dans toutes les cultures se développe un bacille unique, que les
caractères de forme, de coloration, de culture, firent considérer comme
étant le bacille d'Eberth.

Le diagnostic de contrôle fut établi avec une grande rigueur par
comparaison avec deux cultures pures de bacille typhique, d'origines
différentes, en employant les divers milieux de culture usités, et en re-
cherchant les réactions caractéristiques (indol, fermentation du sucre).

L'inoculation aux souris resta sans effet. Les deux cobayes qui
avaient reçu sous la peau 1/2 c. c. du liquide du kyste, présentèrent
des abcès au point d'inoculation, mais ne moururent pas.

« Les caractères morphologiques, biologiques, et pathogènes du ba-
« cille d'Eberth, sont si caractéristiques, qu'il ne peut y avoir doute au
« sujet du diagnostic. D'autre part, ni les cultures, ni l'examen micros-
« copique n'ayant pu faire découvrir d'autres micro-organismes, pour
« expliquer l'inflammation et la suppuration de ce kyste, force nous est
« d'admettre le rôle étiologique du bacille trouvé.............. .... »

« Les cas de suppuration causée par le bacille du typhus sont nom-
« breux; j'ai examiné, il y a quatre ans, un cas d'orchite typhique dans
« lequel il n'y avait que des bacilles du typhus ; dans un cas de stru-
« mite consécutif à une maladie fébrile de nature incertaine, j'ai égale-
« ment trouvé le bacille du typhus ; dans un autre cas de strumite après
« typhus diagnostiqué, j'ai constaté aussi la présence du bacille
« d'Eberth.

« Un fait très intéressant à relever dans notre cas, est que c'est
« l'examen du foyer métastatique qui a fait découvrir la nature de la
« maladie primitive qui, sans cela, aurait passé pour un catarrhe intes-
« tinal simple. »

Obs. 26. — *Strumite suppurée.* — COLZI. Strumite acuta suppurativa
post typhum. *Lo Sperimentale*, 1891.

Un jeune homme de 23 ans est atteint depuis 3 années d'une petite
tumeur du corps thyroïde, qui ne l'a pas fait exempter du service militaire, mais qui, s'étant accrue, le fit ensuite réformer.

Vers le 23 décembre 1890, le goitre avait le volume d'une petite
orange. A cette époque, le malade ressentit du malaise, faiblesse,
perte d'appétit, puis de la fièvre, qui l'obligent à s'aliter. A ces symptômes, vinrent s'ajouter une céphalée intense, une diarrhée bientôt
suivie de constipation, enfin une toux opiniâtre. Le médecin traitant
diagnostiqua la fièvre typhoïde qui régnait alors épidémiquement. Au
bout de 25 jours, la maladie semblait céder, la fièvre était presque
tombée, cependant la toux persistait et le malade commença à ressen-
tir dans son goitre une douleur exaspérée par les efforts de toux ;
bientôt la pression du goitre devint douloureuse. En même temps, il y
avait de la gêne de la respiration et de la déglutition, un peu de fièvre,
et le malade se sentant très faible, se fit conduire à la Clinique chirurgicale de Florence.

Le 30 janvier 1891, on examine le malade qui est plongé dans la stupeur, ne répond pas aux questions, ou prononce des paroles incohé-

rentes. Les dents sont fuligineuses, mais la langue est humide, température 37°,4. Quelques râles dans la poitrine, rien d'anormal dans l'abdomen, la rate est normale ; le goitre est rouge, chaud, fluctuant. Le malade est extrêmement abattu, somnolent ; son état n'est pas en rapport avec la température qui reste peu élevée (37°,5, 38°,8 le soir), ni avec la lésion locale qui ne présente pas de phénomènes graves d'inflammation aiguë, bien qu'il existe une poche purulente. L'opération (3 février) donna issue à un pus abondant, crémeux, d'odeur nauséabonde, quoique non mélangé de gaz. Le malade se remit bientôt, il était complètement guéri le 5 mars.

EXAMEN BACTÉRIOLOGIQUE. — L'examen du pus y fit voir un grand nombre de bacilles, se colorant mal par les solutions aqueuses d'aniline, se décolorant par le Gram.

Dans les cultures se développèrent abondamment des colonies toutes identiques, présentant les caractères du bacille typhique. Développement invisible mais rapide sur pomme de terre. Pas de réaction de l'indol dans le bouillon ; culture dans le lait à 38°, pas de coagulation.

Du 3 au 28 février, on fait avec les sécrétions de la plaie de nouvelles cultures (tous les deux ou trois jours) ; on trouve toujours exclusivement le bacille d'Eberth.

On est donc autorisé à considérer dans ce cas le bacille d'Eberth comme la cause de l'inflammation et de la suppuration du kyste. Les phénomènes généraux, abattement, amaigrissement, sont semblables à ceux que l'on observe dans les suppurations typhiques expérimentales.

OBS. 27. — *Strumite suppurée.* — DELBAL. *Archiv. de médecine expérimentale*, 1er janvier 1892, p. 76.

« O. L...., 22 ans, cultivateur, est porteur, depuis l'âge de 10 ans, d'un
« goitre contre lequel les médications ont été sans effet. Vers la fin du
« mois d'août 1891, le malade contracte une fièvre typhoïde qui dure
« jusqu'à la fin de septembre et se guérit bien. Le 10 octobre, se pro-

« duit une fièvre violente et subite, précédée d'un grand frisson. Le
« malade éprouve des douleurs au cou, le goitre se tuméfie et devient
« douloureux. »

« Le malade entre à l'hôpital le 3 novembre. On constate qu'il est
« atteint d'une thyroïdite suppurée. »

« Le lendemain, M. le professeur Roux incise la tumeur. Il s'en
« écoule une grande quantité de pus dont l'odeur rappelle celle du pus
« dans la pérityphlite. On retire ensuite de l'intérieur de la cavité de
« grands lambeaux de tissu nécrosé.

« Guérison complète sans accidents post-opératoires. »

EXAMEN BACTÉRIOLOGIQUE. — Dans les fragments nécrosés (sur des
coupes après durcissement) on voit des petits bacilles isolés ou par
groupes, qui se colorent par le bleu de méthylène (solution de Kühne),
et la solution de Ziehl ; ils se décolorent par la méthode de Gram.

Dans le pus on trouve les mêmes bacilles, mais leurs formes y sont
plus variées, les uns raccourcis, les autres plus allongés.

Des cultures sont faites, le jour de l'opération, sur plaques d'agar à
28°, et de gélatine à 16°. Il se développe sur les unes et les autres
des colonies d'un même bacille ne liquéfiant pas la gélatine et animé
de mouvements rapides.

Aucune autre espèce de microbes ne s'est développée sur les
plaques.

L'auteur, soucieux de faire le diagnostic exact de ce bacille qui avait
tous les caractères du bacille d'Eberth, a fait des cultures compara-
tives sur les différents milieux usités : 1° de ce bacille ; 2° d'un bacille
typhique provenant du laboratoire ; 3° du bacterium coli commune. Les
cultures sur gélatine, sur pomme de terre, sur gélose fuchsinée (méthode de Gasser), démontrent l'identité du bacille trouvé dans la
thyroïdite avec le bacille d'Eberth type.

Pas de réaction de l'indol, pas de fermentation de la lactose, pas de
coagulation du lait. Le bacille trouvé dans le goitre est donc bien le
bacille d'Eberth.

Os. — Périoste.

Obs. 27 *bis*. — *Périostite suppurée du tibia*. — Valentini. Beitrag zur Pathogenese des Typhusbacillus. *Berliner klinische Wochenschrift*, 1889, n° 17.

Un garçon de 19 ans, malade depuis le 2 mai, entre le 7 mai à l'hôpital. Il est atteint d'une fièvre typhoïde qui présente ses symptômes ordinaires (taches rosées...) et qui évolue normalement. A partir du 23 mai, la température baisse peu à peu, mais le soir le thermomètre monte toujours à 38°,2 et cela pendant un mois encore (jusqu'au 20 juin) sans qu'on en découvre la cause. A partir de ce jour (20 juin) la fièvre augmente, et atteint 40° le 21. Le lendemain, le malade se plaint de douleurs dans la jambe gauche ; il raconte qu'au moment où il commençait à aller mieux, il s'est heurté au fer de son lit. La jambe est le siège d'une légère enflure. Il existe une nouvelle éruption pe taches rosées qui complète l'ensemble des symptômes d'une rechute de fièvre typhoïde. La température reste élevée pendant 5 jours, puis revient à la normale par de fortes rémissions matutinales. Mais l'état local de la jambe s'est aggravé ; l'enflure est devenue plus considérable, et on perçoit de la fluctuation. Le 5 juillet au soir, la température était de 38°,2. Le 6, on fait à la jambe une incision profonde, qui donne issue à 1 quart de litre de pus épais et brunâtre. Température du soir 37°,8. Pas de complications. Guérison.

Examen bactériologique. — Des préparations de pus colorées au violet de gentiane ne montrent aucun micro-organisme. On fait des cultures sur plaques de gélatine et sur pommes de terre. Sur ce dernier milieu, au bout de quelques jours, il n'y avait aucun développement perceptible à l'œil nu, mais avec l'aide du microscope, on constate que la surface d'inoculation est couverte de bacilles. Ceux-ci sont animés de mouvements vifs et présentent les caractères de bacilles typhiques.

Sur gélatine, s'était développé un coccus rouge, ne liquéfiant pas la gélatine. Son inoculation au lapin est restée sans effet. Pas de bacilles typhiques sur les plaques de gélatine. Considérant que le coccus rouge est sans action pathogène sur le lapin, Valentini admet qu'il représente une impureté dans la culture.

Obs. 28. — *Périostite suppurée du tibia.* — COLZI. Suppuration due au bacille d'Eberth. *Lo Sperimentale*, 1890, p. 623.

Teresa G..., âgée de 12 ans, robuste et sans prédispositions héréditaires ni maladies antérieures notables, est prise en septembre 1889 de fièvre, délire, diarrhée — le médecin diagnostiqua une fièvre typhoïde (cette maladie régnait alors dans le pays). — Après 21 jours, la malade commençait à se lever quand la fièvre reprit avec violence, accompagnée de céphalalgie, de prostration, et d'une constipation opiniâtre Après 22 jours de cet état, la température étant toujours élevée et la faiblesse extrême, la malade fut prise d'une douleur très vive à la jambe droite; cette douleur était continue avec des exacerbations très pénibles. Pas de changement de forme ni de volume, seulement au bout de quelque temps un peu de rougeur, puis de chaleur et de douleur à la pression.

Cinq jours après l'apparition de ces phénomènes se formait au point douloureux une tuméfaction circonscrite, qui augmenta les jours suivants. Au bout de 18 jours de souffrances la malade vint à la clinique : elle avait la physionomie abattue, répondait péniblement aux questions, pour retomber aussitôt dans sa stupeur; la langue était sèche, blanche, les dents fuligineuses, la rate augmentée de volume. Températ. 38°,6.

A la jambe, existe une tumeur circonscrite, la peau est rouge, chaude, œdémateuse. La sensibilité est très vive. Il existe de la fluctuation. Cet état se maintient les 18, 19, 20 novembre. Le 21 on se décida à intervenir ; une incision de six centimètres ouvrit une petite cavité abcédée au fond de laquelle l'os était dénudé. comme rongé ; la petite perte de substance osseuse était remplie par un tissu de granulations ; raclage, puis pansement. La température devint normale, mais l'état de profond abattement persista longtemps, tandis que la réparation progressait normalement. Le 25 janvier, la malade sortit guérie.

Évidemment il s'agissait dans notre cas d'une ostéo-périostite suppurée, survenue au cours d'une rechute de fièvre typhoïde. Le pus était sirupeux, sanguinolent, ne contenait pas de gouttes de graisse, les éléments figurés avaient les caractères de ceux du pus phlegmoneux. L'examen microscopique de préparations colorées par la solution aqueuse de violet de gentiane et par la méthode de Gram, ne donna que des résultats négatifs.

Les cultures faites dans la gélatine à 20° montrèrent au bout de 36 heures des colonies semblables à un piqueté fin, à peine perceptibles, et qui devenaient plus apparentes au bout de 2 ou 3 jours.

Sur l'agar à 36°, il y eut en quatre jours un développement rapide de disques de 3 à 4 millimètres.

Sur pomme de terre, la surface ensemencée ne semblait en rien changée, elle était un peu plus humide seulement, et cependant la plus grande partie était couverte de micro-organismes. Ceux-ci se présentaient sous la forme de bacilles très mobiles, quelques-uns réunis en filaments, assez difficiles à colorer, et se décolorant complètement par la méthode de Gram.

En résumé, il s'agissait dans notre cas d'une rechute de fièvre typhoïde pendant laquelle s'était développée une ostéo-périostite aiguë suppurée, dont le pus contenait une seule et unique espèce de bacilles, le bacille typhique.

Lors de pansements faits 10 et 20 jours après l'incision, j'ai encore trouvé dans la sécrétion le seul bacille typhique.

Obs. 29. — *Périostite suppurée du tibia.* — ACHALME. *Société de biologie*, juin 1890. Cf. thèse de PEIN.

Une femme de 50 ans était entrée à l'hôpital, le 17 novembre 1889, pour une fièvre typhoïde qui avait évolué d'une façon normale, lorsqu'elle fut prise au début de la convalescence, le 13 décembre, de douleurs très vives dans la jambe gauche. On constatait en même temps à la partie moyenne de la face interne du tibia un peu de tuméfaction et de rougeur. Le lendemain, les mêmes symptômes se montraient au niveau de la tubérosité du tibia droit, mais ils disparaissaient en trois ou quatre jours. A gauche au contraire, le mal s'est aggravé, et la malade est transférée dans un service de chirurgie. On constate à la partie moyenne de la face interne du tibia un empâtement de la dimension d'une pièce de deux francs. La pression et les mouvements causent des douleurs vives qui se calment par le repos. Trois jours après, la fluctuation étant manifeste, on incise la tuméfaction ; il ne sort que trois ou quatre gouttes de pus bien lié, blanchâtre. Guérison rapide.

EXAMEN BACTÉRIOLOGIQUE. — Il a été recueilli une pipette de pus, et une pipette de sang noir qui s'écoula à la suite de l'incision. L'examen de cette dernière a été complétement négatif. Trois lamelles préparées avec le pus et traitées par la solution de Ziehl montrent un petit nombre de bacilles ovoïdes, sans mélange d'aucune autre forme bactérienne. Une lamelle traitée par la méthode de Gram est complétement décolorée.

On fait avec le pus des plaques d'agar et de gélatine. Il s'y développe des colonies toutes semblables. On transporte ces colonies sur gélatine, agar et pommes de terre. Sur tous ces milieux, les colonies reproduisent les caractères du bacille typhique. Les bacilles sont de grandeur très inégale, mais toujours très mobiles.

INOCULATIONS. — Deux lapins reçoivent dans la veine de l'oreille chacun un demi-cent. cube de culture sur bouillon au 3e jour ; l'un d'eux reste indemne ; l'autre meurt après huit jours de diarrhée. Pas d'autopsie.

Deux souris blanches, ayant reçu chacune quatre gouttes de culture dans le péritoine, moururent au bout de 24 heures. Leur sang et leur contenu péritonéal fournirent des cultures pures du bacille primitif.

Obs. 30. — *Périostite suppurée du tibia.* — Mouisset. *Lyon médical,* 1891, t. 67, p. 326.

Il s'agit d'une jeune fille de 18 ans qui a été atteinte de dothiénentérie avec rechutes qui ont prolongé la maladie pendant 3 mois.

« Un mois après sa sortie de l'hôpital, la malade est revenue avec
« une périostite suppurée développée au tiers inférieur de la face
« interne du tibia. L'examen bactériologique a montré que le pus con-
« tenait le bacille d'Eberth et pas d'autres microbes de la suppura-
« tion. La propriété pyogène du bacille typhique semble démontrée
« par un certain nombre d'observations.

« ..... En joignant notre observation aux précédentes, on voit que
« 6 fois sur 11 cas, il s'agissait de périostite ou d'ostéo-périostite. De
« plus, chez ma malade, une fracture ancienne de la jambe a joué le
« rôle de cause prédisposante pour déterminer la localisation de l'agent
« infectieux qui a abouti à la production d'une périostite suppurée
« dans la convalescence d'une dothiénentérie. »

Obs. 31. — *Périostite suppurée du tibia.* — Duraz. *Archives de médecine expérimentale,* 1er janvier 1892, p. 76.

« F. F..., agriculteur, entre dans le service de chirurgie le 16 no-
« vembre 1891. Il a été soigné dans le service de médecine depuis le
« 7 octobre pour une fièvre typhoïde. Quand il se relève pour la pre-
« mière fois, sa jambe enfle et le tibia devient douloureux. Des cata-
« plasmes de farine de lin font disparaître la tuméfaction, mais la dou-
« leur persiste.

« Le malade avait déjà quelques douleurs dans sa jambe avant sa
« fièvre typhoïde, mais elles augmentèrent d'intensité depuis celle-ci.

« La crête du tibia gauche est bosselée. Douleurs dans toute la dia-

« physe avec maximum d'intensité au milieu de celle-ci. L'enflure a
« disparu. Brûlure légère causée par les cataplasmes.

« Opération le 23 novembre 1891. Trépanation du canal médullaire
« au point le plus douloureux. Il en sort du sang rouge brun. Un peu
« de ce sang et de moelle osseuse sont recueillis soigneusement pour
« l'examen bactériologique. Guérison par première intention. »

L'EXAMEN BACTÉRIOLOGIQUE (plaques d'agar) a montré l'existence dans
le sang et la moelle osseuse de 2 microbes; l'un est le bacille d'Eberth
(cultures sur agar, gélatine, pomme de terre, gélose fuchsinée, réaction de l'indol négative, pas de fermentation de la lactose, pas de coagulation du lait), l'autre espèce était le bacille de la pomme de terre,
provenant de la farine de lin du catasplasme (on s'en est assuré en
faisant des cultures avec cette farine), et introduit dans l'organisme
par la brûlure produite par ce cataplasme. Ce bacille n'a d'ailleurs
aucune propriété pathogène.

Obs. 82. — *Périostite suppurée du tibia*. — EBERMAIER. Uber Knochen-
erkrankungen bei Typhus. *Deutsches Archiv. f. klin. Medizin.*,
1888-1889, p. 140.

Une blanchisseuse de 19 ans, reçue le 13 mars, est atteinte de fièvre
typhoïde, elle est malade depuis le 5 mars; le 15 apparaissent les taches
rosées. Du 22 au 3 avril, elle souffre d'une otite purulente externe,
sans perforation.

Jusqu'au 33e jour de la maladie, la température atteint le soir 39° et
au-dessus, puis elle baisse progressivement jusqu'à la normale; la
malade se lève à partir du 26 avril. Le 9 mai, elle se plaint de douleur
dans le tibia droit; la température vespérale s'élève à 38°. Le 11, la
souffrance est moindre, mais l'enflure augmente. Le 14 (71e jour de la
maladie) les douleurs augmentent la nuit. Le 19, on constate de la
fluctuation, et on incise la tuméfaction; il ne s'écoule pas de pus, mais
du sang en grande quantité. La température redevient normale.

Le sang ensemencé sur gélatine donna des cultures pures de bacille
typhique.

Obs 33. — *Périostite d'un métatarsien.* — ERBRMAIER. Uber Knochener-
krankungen bei Typhus. *Deutsches Archiv für klinische Medizin.,*
1888-1889, p. 140.

Un serrurier, âgé de 18 ans, tombe malade le 20 juillet 1887, d'une
fièvre typhoïde; éruption caractéristique de taches rosées le 30 juillet.
Le 2 août, le malade se plaint de douleurs dans le pied gauche, le 2ᵉ
métatarsien est douloureux à la pression; on y fait mettre des com-
presses de glace. Le 10, la fluctuation étant devenue manifeste, on fait
une incision avec toutes les précautions antiseptiques; il sort 28 à 30
centimètres cubes d'un pus crémeux, jaunâtre.

Du 2 au 10 août (13ᵉ à 21ᵉ jour de maladie) la température avait oscillé
le soir entre 38°,5 et 39°. Le 10 au soir, elle était de 38°,8, et deux jours
après elle était normale. L'incision suppure légèrement et guérit rapidement. Néanmoins la convalescence de la maladie fut longue. Le
malade sortit guéri, le 17 septembre.

EXAMEN BACTÉRIOLOGIQUE. — Le pus examiné sur lamelles, coloré par
le bleu de méthylène de Lœffler présente des bacilles de différentes
longueurs, d'une coloration peu intense ; leurs extrémités sont arrondies.
Les plaques de gélatine ensemencées avec le pus montrent après quelques jours un grand nombre de colonies, uniformes, rondes, jaunâtres,
à bords irréguliers. La gélatine n'est pas liquéfiée. Reportées sur
pomme de terre, ces colonies montrent la croissance caractéristique
du bacille d'Eberth qui se présente sous forme de bâtonnets très
mobiles au milieu de longs filaments.

Obs. 34. — *Périostite suppurée costale.* — BARBACCI. *Lo Sperimentale*, 1891
p. 356.

X..., de constitution plutôt faible, est atteint de fièvre typhoïde le
23 décembre 1890. La maladie a un caractère grave. Vers le milieu de
janvier, pendant que persistent les phénomènes fébriles, apparaissent
des douleurs errantes par tout le corps ; la plus vive était localisée à la

5e côte droite près de l'articulation costo-sternale. Les douleurs erran-tes diminuent au bout de peu de jours, mais la douleur costale per-siste, et il se forme une tuméfaction qui va croissant jusqu'à atteindre le volume d'un œuf de pigeon. Le 30 janvier, la fièvre tombe et l'apyrexie se maintient quatre jours, puis commence une période subfébrile, dans laquelle la température ne dépasse pas 38°. Il existe toujours de fortes douleurs spontanées et provoquées par les mouvements qui se commu-niquent à la tuméfaction. En raison de l'extrême faiblesse du malade, l'ouverture de l'abcès est différée jusqu'au 25 février. Avec toutes les précautions antiseptiques, on incise l'abcès qui contient environ une cuillerée à soupe de pus crémeux jaune verdâtre. La côte, profondé-ment lésée, est réséquée sur une longueur de 3 à 4 centimètres. La guérison se fit rapidement, sans complications ultérieures.

Examen bactériologique. — Dans les préparations de pus sur lamelles on voit un petit nombre de bacilles courts qui se décolorent par la méthode de Gram.

Le pus ensemencé par dissémination dans la gélatine et l'agar, donne des colonies d'un même bacille, court, à extrémités arrondies, très mobile, se décolorant par la méthode de Gram, prenant mal les solu-tions ordinaires de couleurs d'aniline. Les cultures de contrôle sur gélatine, agar, pomme de terre, montrent tous les caractères connus du bacille d'Eberth.

Dans le lait alcalin, écrémé et stérilisé, après 24 heures à l'étuve à 30°-37°, la culture donne une réaction nettement acide ; la caséine ne précipite pas, même après un grand nombre de jours.

Mis en contact huit heures avec une solution d'acide phénique à 0,25 0/0 (Thoinot), et semé sur agar, le bacille se développe à 25°, même à 30°-35°. Il croît également dans l'agar additionné de 0,20 0/0 d'acide phénique (Chantemesse et Widal).

Dans la gélatine et l'agar colorés (Nœggerath), préparés en ajoutant à 6 cent. c. du milieu nutritif 1 cent. c. de solution à 1 0/0 de bleu de méthylène, le bacille se développe, mais sans produire de décoloration.

Mais cette réaction est très inconstante.

Les cultures en bouillon, après 24 heures d'étuve à 37°, ne donnent pas la réaction de l'indol (Kitasato).

En résumé, dans ce cas, il existait dans le pus une seule espèce de micro-organismes, et ces micro-organismes étaient des bacilles typhiques.

Obs. 35. — *Exostoses du tibia*. — Orloff. *Wratsch*, 1889, n° 49. Voir aussi *Deutsche medicinische Wochenschrift*, 1890, p. 1086.

Une jeune fille de 22 ans, prise de malaise au milieu de janvier, s'alite le 24, atteinte d'une fièvre typhoïde qui va durer 6 semaines.

Dans les derniers jours qu'elle a passés au lit, elle a ressenti des douleurs à la face antérieure du tibia droit ; ces douleurs augmentent par la marche, la jambe est enflée. Le même état persiste longtemps avec des alternatives d'amélioration ou d'aggravation. Pendant les mois de juin et juillet, les douleurs ont presque complètement disparu. À la fin d'août, elles recommencent et deviennent très vives. L'enflure de la jambe n'a jamais complètement disparu depuis son apparition. Les traitements essayés ne produisent aucune amélioration, la malade se décide à l'opération.

Le 26 septembre, on fait une incision jusqu'à l'os ; on trouve un foyer osseux qui est enlevé à la curette et à la gouge ; entre le périoste épaissi et la surface rugueuse de l'os existe une masse gris rouge grosse comme une noisette ; à l'œil nu, elle donne l'impression de granulations tuberculeuses, elle est pourtant plus consistante et plus pâle. Une fois cette masse enlevée, reste une élevure grosse comme une tête d'épingle qui mène à une excavation osseuse remplie du même tissu de granulation que l'abcès sous-périostique.

Les douleurs disparurent après l'opération pour ne plus revenir.

Examen bactériologique. — Les masses granuleuses sont semées sur gélatine, agar et pomme de terre. Par des cultures répétées sur gélatine et pomme de terre, l'auteur a pu se convaincre qu'il s'agissait bien du bacille typhique, sans mélange d'aucun autre micro-organisme

La malade avait donc, huit mois après le début d'une fièvre typhoïde et six mois et demi après sa guérison, un foyer inflammatoire qui contenait des bacilles typhiques. Ceux-ci avaient conservé toute leur virulence, comme on a pu s'en assurer par les expériences d'inoculation aux animaux.

Obs. 36. — *Exostoses du tibia.* — Péan et Cornil. *Bull. de l'Acad. de médec.*, 1891.

Mlle M..., 19 ans, contracte la fièvre typhoïde au mois de juillet 1890. La maladie dure 30 jours environ. Dans la convalescence (première quinzaine d'octobre) il est survenu une douleur fixée à la partie médiane du tibia gauche. On constate une tuméfaction du périoste de 5 centimètres d'étendue. Une incision pratiquée jusqu'au périoste, donne issue à un peu de pus bien lié ; mais l'opération ne fait cesser ni les douleurs ni l'accroissement de la tuméfaction.

Vers le 7 mars il existait 2 tumeurs sur la diaphyse du tibia gauche, et une sur le tibia droit ; les 3 tumeurs sont douloureuses, et ont la même constitution osseuse.

Le 21 mars on opéra ces exostoses. Au-dessous du derme épaissi, infiltré, existait un premier foyer périostique qui communiquait avec une cavité creusée au-dessous des couches superficielles osseuses dans le tissu compact de la diaphyse ; cette cavité était remplie d'un tissu rosé, très vascularisé ; la cavité médullaire n'était pas intéressée. La malade a guéri de ces trois exostoses, mais il est survenu depuis un quatrième foyer situé à la partie moyenne du bord externe du cubitus gauche.

Examen bactériologique. — Les fragments d'os et de tissu embryonnaire ont servi à prendre des semences qui ont été inoculées sur 6 tubes de gélatine. Sur un seul des tubes il est venu une colonie de bacilles typhiques. Les autres tubes sont restés stériles.

Ces fragments ont été placés ensuite dans des tubes de bouillon con-

tenant deux et trois gouttes d'une solution aqueuse d'acide phénique
à 5 0/0 et chauffés à 35°. Au quatrième passage, toutes les impuretés
avaient disparu (1) ; il ne restait qu'une espèce de microbe qui par sa
forme, sa mobilité, sa culture sur gélatine agar et pomme de terre,
sa réaction vis-à-vis des matières colorantes, présente tous les caractères du bacille typhique.

Obs. 37. — *Abcès osseux et musculaires multiples.* — Melchior. Tyfus-
bacillen som Aarsag til Suppuration. *Hospitals-Tidende*, 12 octobre
1892, Copenhague. (Nous devons cette traduction du danois, à l'obli-
geance de M. le Dr Boberg.)

Il s'agit d'un garçon de 11 ans, entré à l'hôpital le 2 février. 8 mois
auparavant il avait eu la fièvre typhoïde, et dans la première semaine
de la convalescence s'étaient formés, sans cause connue, 3 abcès du
fémur et de l'humérus ; la cicatrisation dura plus de trois mois, malgré
de nombreuses interventions. Vers le jour de l'an se formait encore un
abcès à la jambe gauche, puis un autre à la face interne du tibia droit.
le premier était un abcès purement musculaire, tandis qu'au fond de
l'autre on sentait l'os dénudé. Pendant son séjour à l'hôpital il se for-
ma encore un abcès, qui comme les précédents se développait très lentement, sans symptômes morbides accentués, sans fièvre ni retentisse-
ment sur l'état général, sans traumatisme préalable, pareil en tout à un
abcès froid. Après un séjour de 4 mois pendant lequel il subit plusieurs
interventions chirurgicales, le malade sortit de l'hôpital. L'un des abcès
persistait toujours, les deux autres paraissaient guéris, mais peu après
l'un de ceux-ci (jambe gauche) recommençait et resta toujours ouvert
jusqu'aujourd'hui, par conséquent plus de 6 mois depuis le début de
cet abcès.

(1) Cette méthode a été employée ici parce que les fragments en question
avaient été recueillis et portés au laboratoire sans précautions aseptiques ; les
impuretés auxquelles on fait allusion étaient représentées non par des espèces
pathogènes, mais par des saprophytes vulgaires.

Examen bactériologique. — L'abcès du tibia droit est incisé avec toutes les précautions antiseptiques d'usage, et le pus recueilli dans un verre stérilisé. Le pus était fluide, rougeâtre, sans odeur, et donnait par le repos, un dépôt gris rouge, et au-dessus un liquide rougeâtre trouble.

Le pus des différents abcès avait déjà été examiné, et on y avait trouvé des bâtonnets, mais les cultures par piqûre sur gélatine étaient restées stériles. Cette fois, les préparations sur lamelles, colorées par la méthode de Ziehl-Nielsen et le bleu de Lœffler, montrent, parmi de nombreux globules de pus, des bacilles courts à extrémités arrondies, tout à fait semblables au bacille typhique. Ils n'étaient pas très nombreux, et le plus souvent ils étaient réunis par groupes de 5 à 10. Parfois il existait dans les bâtonnets des parties non colorées, et quelques bacilles étaient aussi très peu colorés. Par la méthode de Gram, ils se décoloraient complètement.

La recherche des bacilles tuberculeux n'a donné que des résultats négatifs, et on n'a, d'une façon générale, trouvé aucun autre micro-organisme.

Les cultures sur plaques d'agar et de gélatine donnèrent lieu au développement d'un seul et même micro-organisme identique au bacille d'Eberth par ses réactions de culture et de coloration.

Inoculation aux animaux :

Une culture de 5 jours sur agar, délayée dans une solution à 6 0/00 de sel marin stérilisée fut injectée à la dose de 0,02 à 0,05 dixièmes de centimètre cube à 8 souris blanches, dans le péritoine, et à la dose de 1 c. c. dans la veine de l'oreille d'un lapin. 7 souris moururent dans le collapsus entre la 12e et la 38e heure ; le huitième résista 48 heures. A l'autopsie on trouvait l'intestin rempli de liquide, la muqueuse rouge, et les follicules tuméfiés ; la rate un peu grosse, ainsi que les ganglions mésentériques. Pas de péritonite. Les inoculations de la rate réussirent dans tous les cas ; celle du sang du cœur donna dans 2 des 8 cas un développement de bacilles. Le lapin perdit l'appétit, eut de la fièvre et de la diarrhée pendant quelques jours, puis se rétablit

Pour bien établir l'identité du bacille trouvé dans le pus de l'abcès et qui a servi aux cultures et aux inoculations, et surtout pour le distinguer du bacterium coli, on fit des essais comparatifs avec : 1° le bacille en question ; 2° une culture pure de bacille d'Eberth provenant du laboratoire ; 3° une culture de coli-bacille trouvé dans l'intestin d'un enfant. Ces trois cultures servirent aux expériences suivantes :

Culture sur lait.

    »   sur bouillon additionné de 2 0/0 de lactose et d'un peu de carbonate de chaux.

    »   sur gélatine colorée (Nœggerath-Wurtz).

    »   sur agar fuchsiné (Gasser).

Recherche de l'indol.

De toutes ces expériences ressort l'identité absolue du bacille étudié, avec le bacille d'Eberth, et sa différenciation avec le coli-bacille.

Synoviales tendineuses.

Obs. 38. — *Synovite suppurée du cou-de-pied.* — Grancher. Quelques
complications de la fièvre typhoïde. *Bulletin médical*, 1892, p. 1271.

Un garçon de 12 ans tombe malade au commencement du mois de
novembre 1891 ; le 10 novembre il est obligé de s'aliter ; nausées, vomissements, diarrhée, fièvre intense. Il entre à l'hôpital le 13 ; on constate de la prostration ; la langue est trémulante, rouge aux bords,
blanche au centre, pâteuse. Un peu de diarrhée ; fosses iliaques douloureuses, rate grosse. On porte le diagnostic de fièvre typhoïde. Les
taches rosées apparaissent, la température oscille autour de 40°.

Dès le 21, la température commence à décroître, oscillant cependant
toujours entre 38° et 39°. Le 24, survient un incident. L'enfant accuse
des douleurs dans les membres inférieurs (cuisse et jambe). Ces dou-
eurs persistent le lendemain, vagues, non localisées. Ce n'est que le
26, qu'on constate, au niveau du cou-de-pied gauche, une rougeur légère, étendue sur trois travers de doigt environ. La pression est douloureuse à ce niveau, les mouvements des orteils augmentent la douleur. La température oscille toujours entre 38° et 39°, l'état général est
moins bon. Malgré l'application d'onguent mercuriel, l'inflammation du
dos du pied fait des progrès. Du pus se collecte dans les gaines tendineuses, et le 4 décembre, la fluctuation étant devenue évidente, on
pratique l'incision de la collection purulente. L'examen de la cavité, fait
avec un stylet, démontre que les os ne sont pas atteints et qu'il s'est
agi d'une synovite suppurée.

L'examen du pus pratiqué par M. Veillon, a montré que seul, le bacille d'Eberth existait dans la collection purulente.

La guérison a été rapidement complète. Aucune autre complication n'a été notée jusqu'au 9 décembre. Ce jour-là, la température s'élève à 38° le soir ; l'enfant accuse des douleurs dans la cuisse gauche. Le 10 décembre, le thermomètre marque 39°,4 le matin, et 40°,3 le soir. Les douleurs de la cuisse ont augmenté, et l'on sent à la palpation un cordon dur formé par la saphène interne oblitérée. La pression est douloureuse en ce point. il s'agit d'une phlegmatia alba dolens. Les jours suivants, l'état général s'aggrave, la langue redevient sale, la diarrhée reparaît, et le 15 on trouve sur l'abdomen des taches rosées : l'enfant fait une rechute de sa dothiénentérie. Cette rechute est légère, et le 19, la température est normale. La phlegmatia disparaît graduellement. Le 28 décembre, le cordon formé par la saphène ne se perçoit plus qu'au genou. Le 6 janvier, la guérison est à peu près complète.

<h2 style="text-align:center">Tissu cellulaire. — Muscles.</h2>

Obs. 39. — *Abcès musculaire de la jambe.* — Rosin et Hirschel. Zur
Lehre von den metastatischen Wirkungen des Typhusbacillus.
Deutsche medicinische Wochenschrift, 1892, n° 22.

« P. P.., apprentie à l'hôpital, est soignée pour une fièvre typhoïde.
« Au 20ᵉ jour, au stade des grandes oscillations, il se forme sous le
« genou gauche au-dessus et en dehors de la tubérosité du tibia, une
« infiltration douloureuse grande comme une pièce de 5 marks, d'abord
« rouge, puis livide, sans fluctuation. La fièvre qui déjà dans les rémis-
« sions matutinales s'abaissait à la température normale, reprend. Il
« existe une enflure œdémateuse de la jambe et du pied. La douleur,
« la fièvre et l'enflure augmentant, on pratique une incision profonde,
« antiseptique. Pas de pus ; le bistouri rencontre un tissu dur, infiltré
« très épaissi ; à une certaine profondeur seulement, mais encore au-
« dessus des couches musculaires, on trouve un bouchon rougeâtre
« de tissu nécrosé, qu'on enlève ; il reste alors une cavité grosse comme
« une noisette. On ensemence des fragments du tissu nécrosé.

« Le lendemain, légère diminution de la douleur et de la fièvre : la
« plaie ne donne pas de pus, mais une sécrétion hémorrhagique. La
« sensibilité et l'enflure du membre augmentent encore un peu, et les
« ganglions inguinaux se tuméfient. Ce n'est que peu à peu, en 3 se-
« maines, que ces symptômes rétrocédèrent et que la cicatrisation se
« fit. La fièvre était tout à fait tombée huit jours après l'incision. Mais
« au bout de quatre mois on constatait encore une légère induration
« de la jambe.

« On ne peut pas être affirmatif quant au siège de la lésion. Il est

« possible qu'il y ait eu de la périostite, mais nous croyons devoir
« admettre aussi une lésion du tissu musculaire. Probablement il y
« avait encore thrombose d'une veine importante, ce qui explique
« l'œdème. Le bacille typhique était certainement l'agent provocateur
« de la lésion.

« EXAMEN BACTÉRIOLOGIQUE. — Les ensemencements ont été faits sur
« gélatine, dans des soucoupes de Pétri, et en tubes, par piqûre et par
« strie. Dans tous les cas, on a obtenu des cultures fertiles, déjà recon-
« naissables au 2ᵉ jour, et présentant au 6ᵉ la constitution suivante :

« Dans les coupes de Pétri, colonies développées surtout à la surface,
« d'un brillant nacré, à bords irréguliers, avec un petit point jaunâtre
« au milieu. La gélatine n'est pas liquéfiée.

« Dans les tubes, par piqûre, croissance faible au fond, rapide à la
« surface ; sur pommes de terre, il semble qu'il n'y a sur les surfaces
« ensemencées aucune culture, tandis que l'examen microscopique
« montre un développement luxuriant de bâtonnets bien distincts,
« très mobiles en goutte pendante, et formant souvent des filaments.
« Par les couleurs aqueuses d'aniline, ils se colorent assez mal ; par
« la méthode de Gram, ils se décolorent complètement. Pas de réaction
« de l'indol.

« On fait des cultures sur pomme de terre arrosée d'acide acétique
« à 1/4 0 0, pour le diagnostic différentiel du bacille d'Eberth avec le
« pseudo-typhique. Là aussi, pas de couche grisâtre épaisse caracté-
« ristique du pseudo-typhique, mais développement invisible à l'œil
« nu comme sur la pomme de terre ordinaire. »

OBS. 40. — *Abcès de la paroi abdominale.* — RAYMOND. Sur les propriétés pyogènes du bacille d'Eberth. *Bull. de la Soc. des hôpit.,*
1891, p. 75.

X..., 31 ans, journalière entre à l'hôpital le 9 novembre 1890. Il y a
un mois, elle est tombée malade d'une fièvre typhoïde, qui paraît avoir
évolué normalement ; le 2 novembre la malade était en pleine conva-

lescence ; on lui donna à manger un peu plus que de contume. A partir du 4 novembre, retour des manifestations, de la fièvre, abattement
général.

ETAT ACTUEL. — 9 novembre. Femme de taille moyenne, surchargée
d'embonpoint. Peau chaude, sèche ; langue blanche très saburrale, rouge
sur les bords, pharynx rouge et comme verni. Ventre ballonné. Douleur à la pression de la fosse iliaque droite. Quelques taches rosées
lenticulaires ; rate grosse ; diarrhée abondante ; râles de bronchite généralisée. Pouls 120. Température vaginale 39°,9. Urines rares, très
foncées, nuage d'albumine, torpeur intellectuelle, légère surdité. Température du soir 40°,2. Le 11, délire violent qui dure toute la journée
et toute la nuit. Température soir 38°,9. Même état les jours suivants.
Le 24, le délire fait place à la somnolence. Dents et gencives fuligineuses. Alternatives de délire et de somnolence, d'amélioration ou d'aggravation jusqu'au 11 décembre. Ce jour, on constate à la palpation, sur
la paroi abdominale, malgré l'énorme couche de graisse dont celle-ci
est revêtue, une induration profonde, qui s'étale transversalement de
4 à 5 centimètres, de chaque côté de la ligne médiane, à 6 cent. du
mont de Vénus, et à 2 cent. de l'ombilic. Cette induration est douloureuse au toucher.

A partir du 11 décembre, tous les symptômes vont s'aggravant ; l'induration abdominale augmente ; pas de fluctuation manifeste ; mort
dans le coma, le 19.

AUTOPSIE. — Cerveau : le volume de cet organe paraît augmenté ; la
dure-mère est comme distendue. Injection considérable des vaisseaux
de la pie-mère. Les capillaires du cerveau sont également très dilatés ;
il en est de même de ceux des ventricules. En de certaines régions
(scissures de Sylvius et sillon de Rolando), on découvre un piqueté
hémorrhagique.

Sérosité abondante dans les ventricules ; elle imbibe toute la substance nerveuse. Stase dans tous les sinus et les veines. Sur les coupes,
teinte hortensia de la substance grise.

L'examen histologique et bactériologique n'a malheureusement pu être fait.

Rate doublée de volume, de couleur rouge noir, mais assez ferme. Cicatrices de follicules clos et de quelques plaques de Peyer ulcérées. Le péritoine est intact ; aucune trace d'inflammation.

En incisant la paroi abdominale, transversalement, on tombe dans une énorme poche contenant environ deux verres de pus rougeâtre, mal lié, sans aucune odeur. Le liquide s'écoule facilement par la pression. Les parois de la collection purulente sont infiltrées, œdémateuses, assez dures. Les parois sont formées, d'une part par l'aponévrose superficielle des muscles de l'abdomen, d'autre part, par la peau doublée de tissu adipeux, et au pourtour par le même tissu adipeux induré. Il n'existe aucune trace de communication avec l'abdomen ; la paroi de cette cavité est absolument intacte.

Examen bactériologique du pus, par M. Veillon

« Dans une gouttelette de pus étendu sur une lamelle, et traité de la façon habituelle, nous avons pu constater la présence exclusive d'un bacille grêle à extrémités arrondies, de 2 à 3 µ de long. Il se colorait par les couleurs d'aniline, et il était complètement décoloré par la méthode de Gram. Ce pus a été ensemencé sur des plaques de gélose, de gélatine, en strie et en piqûre ; dans des tubes de gélatine et de gélose, enfin sur pommes de terre. Les plaques de gélose placées à l'étuve à 35 degrés étaient peuplées, dès le lendemain, de nombreuses colonies formées de taches blanches opaques, crémeuses, et s'étendant rapidement.

Sur les plaques de gélatine on voyait apparaître, au bout de 2 à 4 jours, des colonies bien plus caractéristiques. Tout à fait au début, les colonies emprisonnées dans la gélatine, formaient des points blanchâtres, granuleux ; peu à peu, la colonie arrivée à la surface s'étalait sans faire de proéminence. A ce moment, si on l'examinait à un faible grossissement, on apercevait des taches transparentes, presque incolores, limitées par un bord sinueux. Cette tache était très réfringente, et en faisant varier le point, on voyait des parties tantôt brunes, tantôt brillantes, avec des crêtes et des brisures rappelant l'aspect des glaciers. La gélatine n'était pas liquéfiée.

Sur toutes les plaques de gélose ou de gélatine, on ne voyait que des colonies semblables. Sur les tubes de gélose inclinés, la culture est abondante et forme un exsudat blanc crémeux.

Dans les tubes de gélatine ensemencés par piqûre, on voit se former le long du trait d'inoculation, un filament blanchâtre, en forme de dents de scie. Le développement reste très limité le long de la piqûre ; à la surface, au contraire, la culture s'épanouit en formant un revêtement blanc, légèrement transparent, à bords sinueux s'étendant progressivement jusqu'aux parois du verre. Enfin sur pomme de terre, la culture est caractéristique. Les ensemencements sont faits sur des pommes préparées d'après la méthode de Roux et mises à l'étuve à 37° ; au bout de 48 heures, les pommes de terre semblent être restées stériles ; tout au plus voit-on sur la face ensemencée, un aspect brillant et humide ; cependant, si avec l'aiguille de platine on racle cette surface, on constate au microscope qu'elle est recouverte d'une culture de bacilles extrêmement abondants. Ensemencé sur de la gélose colorée par la fuchsine, d'après le procédé de Gasser, il la décolorait complètement.

Ainsi toutes les cultures ont démontré la présence exclusive dans ce pus, d'un bacille toujours le même. Ce bacille, dans les cultures, se présentait sous l'aspect d'un bâtonnet court et grêle, extrêmement mobile ; sa longueur était variable ; quelques bacilles formaient des pseudo-filaments ; ils se coloraient irrégulièrement. Tous ces caractères permettent d'affirmer que le bacille contenu dans le pus de l'abcès n'était autre que le bacille d'Eberth.

IMPRIMERIE LEMALE ET Cie, HAVRE